胃腸を最速で強くする

体内の管から考える日本人の健康

奥田昌子

GS
幻

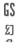

はじめに

本書を手に取ってくださった皆さん。胃腸の具合はいかがですか。

「仕事が重なると胃が痛くなるよ。ストレス性の胃潰瘍《いかいよう》ってやつだろうな」

「便秘。ひどいと一週間くらい出ないこともあって。時間がなくてもヨーグルトだけは毎朝食べるようにしています」

「朝の通勤電車でよくお腹をこわすなあ。トイレに行けばすっきりするから、晩めしの食べ過ぎかな。あと、ビールも飲むしね」

さあ、それはどうでしょう。自分の消化管に何が起きているのか、本当にわかっていますか。よく理解できていないまま、納得したつもりになっていませんか？

厚生労働省の「平成26年（2014）患者調査」によると、胃腸を含む消化管の病気で治療を受けている人の数は、がんを除いて約950万人、がんを含めると約1010万人にのぼると推定されています。**日本人に発生するがんのなかで、もっとも多いのが消化管**

のがんです。

これらのデータをふまえ、高血圧を含む心臓と血管の病気、そして心の病気とならんで、**消化管の病気を現代日本を代表する病気の一つ**ととらえることがあります。いつ、誰のお腹に不調が起きてもおかしくないということですが、それにしても、なぜ消化管の病気がこんなに多いのでしょうか。

一つには、消化管が高度な機能をになっているからです。人間の体には無数の管がありま す。消化と吸収をおもに行う消化管、酸素を取り込む気道、不要なものを水に溶かして捨てる尿路、酸素と栄養素を全身に運ぶ血管など、いずれも昼夜をとわず、生命活動の根本を支えています。人は管なしに生きることはできず、**人間はまさしく生きる管**なのです。

それと同時に、管はとても繊細です。なかでも、外界とつながる管のなかでもっとも長く、もっとも複雑なネットワークによる調整を受け、もっとも多くの機能の舞台となり、心の状態が深く影響する消化管は、それゆえにバランスを乱しやすい管でもあります。

しかし、**最大の問題は、私たちが消化管のことをまるでわかっていないこと**でしょう。

「腹も身の内《うち》」という言葉があります。お腹も体の一部だから大事にしなさい、という意味ですが、こんな言葉が生まれたのは、頭や胸が痛もうものなら青い顔で病院に駆け込む人も、胃もたれとなると、「消化薬でも飲んでおけばいい」と軽く考えがちだからです。

確かに、消化管のトラブルは自然に治まることがよくあります。けれども、その一方で、**かなり悪くなるまで軽い症状しかあらわれない**ことが少なくありません。消化と吸収という任務が生命に直結するだけに、消化管は黙って我慢に我慢を重ねるからです。

問題がこじれる前に消化管の不調に気づき、軌道修正をはかるには、何を知っておけばよいのでしょうか。**小難しい教科書や、不確かな健康情報サイトの説明は忘れてください。**必要なのは、最新の医学研究に裏づけられた生きた知識です。本書では、皆さんと一緒に消化管に飛び込んで、消化管の本当の姿を見ていきます。

まず第1章で、体内に広がる管の世界を紹介します。管とは何で、何をしているのか、そして管に起きる共通のトラブルについて調べましょう。第2章では、消化管の作りと働きに焦点を当てながら、健康な消化管とはどんなものか考えます。続く第3章で、唐辛子からピロリ菌まで、入口から侵入する有害物質が消化管をどう苦しめるか明らかにします。

第4章では、消化管をはじめとする管が、心の問題と驚くほど深くかかわっているのを確かめましょう。そして、最後の第5章に、胃腸を強くするために家庭でできる工夫をまとめました。思いもしなかった解決策が見つかるかもしれません。

私たちの生活と生存、そして体と心の健康は、消化管の健康と固く結びついています。ページをめくり、さっそく消化管を探る旅に出発しましょう。

胃腸を最速で強くする／目次

第4章 なぜストレスで胃腸は壊れるのか 125

本文イラスト　坂木浩子
内山洋見（P25・35・69・74・82）
図版・DTP　美創
著者エージェント　アップルシード・エージェンシー

第1章 体を支える管たち

管は必要な物質を届けるための通路

吸い込まれそうな青空を、風を切って飛んでいくと、はるか下に森林が広がり始めます。遠くで海が光っていますね。画面を見ながら、ドローンをちょっと下降させてみましょう。

重なり合う木々のあいだに細い道路が見えてきました。

ゆっくり高度を下げると車が走っているのがわかります。ドライブでしょうか。さらに地上に近づくと、高台にある展望台に米粒のように小さな人がいて、何やら動いているようです。

空や海、広大な森林とくらべれば、人間は頼りないほど小さく見えます。けれども、ぐっと近づいて、今度は極小サイズのドローンで口の中に飛び込んでみましょう。消化管から気道へ、肺を通って血管へ。ミクロの目で観察すると、人の体が息を呑むほど精密にできているのがわかります。

といっても、魔法とか神仏の力が働いているわけではありません。体を作り、動かしているのは地球上のいたるところに存在する、ありふれた化学物質です。

成人の体は約50〜60パーセントが水分で、残りの40〜50パーセントが蛋白質、脂肪、炭水化物などでできています。

男性は女性とくらべて筋肉が多く、女性は皮下脂肪が多いため、蛋白質と脂肪が占める割合は性別によって異なるものの、元素でいうと、酸素、炭素、水素の三つが全体の94パーセントを占めることは変わりありません。次に多いのが窒素、カルシウムです。

これらの物質が**全身にある約37兆個の細胞**を作っており、さらに多種多様な物質が細胞から細胞へ、細胞の中から外へ、外から中へと忙しく移動しながら、24時間休むことなく、秩序正しく働くことで体の機能を支えています。

物質の移動は、薄い膜を通り抜けて隣の細胞に入り込むだけのこともあれば、**液体や、ときにはガスの形**を取って、専用の通路を通り、遠く離れた臓器まで片道切符の長い旅をすることもあります。

必要な物質が、必要な量だけ、必要な場所に、すみやかに移動できるように作られた専用の通路こそ「管」です。体には、移動する物質に合わせて、長さも、直径も、壁の材質も、行き先も異なるさまざまな管が備わっています。

五臓六腑の「腑」って何？

中国大陸の伝統医学では、人体の臓器を五臓六腑《ごぞうろっぷ》と表現します。五臓の「臓」は、**中身の詰まった臓器**のことで、肝、心、脾《ひ》、肺、腎をさします。六腑の「**腑**」**は中が空洞になった臓器**で、胆《たん》、小腸、胃、大腸、膀胱《ぼうこう》、三焦《さんしょう》の六つです。胆は胆嚢《たんのう》、胃と腸、膀胱はわかるとして、三焦とは何でしょうか。これについてはよくわかっておらず、架空の臓器という説もあれば、リンパ管とか膵臓《すいぞう》のことではないかという説もあります。

いずれにしても興味深いのは、古代の人が、心臓や肝臓のような固まりになった臓器だけでなく、**中がからっぽな臓器を重視していた**ことです。からっぽな臓器は何かの通り道になったり、何かを一時的にたくわえたりしています。

現代医学では、こういう臓器をまとめて「管腔臓器《かんくうぞうき》」と呼んでいます。「管」はもちろん管のこと、「腔」は体内にある空洞のことです。六腑のうちの胃、小腸、大腸は消化管の一部で立派な管ですし、胆嚢は肝臓の下に付いていて、肝臓で作られた胆汁をたくわえて、胆管《たんかん》を通じて腸に流す役割を持っています。管が途中でふくれて袋のようになったと考えてください。

膀胱は尿管を通って流れてきた尿を一時的にためる袋ですから、これまた管の一部です。

三焦の正体は不明ながら、かりにリンパ管とすると、血管とならんで全身に張りめぐらされた管ということになります。

太い管、長い管、管もいろいろ

先に書いたように、管といってもさまざまです。体の中で**もっとも太い管は胃**で、お腹いっぱい食べて大きくふくらむと、太い部分の直径が12〜14センチメートルにもなります。膀胱も成人男性なら最大で800ミリリットルくらい尿をためることができるので、ふくらんだ状態だと横幅の直径は10センチメートルを超えるでしょう。

胃や膀胱のように太さが変化する臓器を別とすると、血管のなかでもっとも太いのは心臓から出たばかりの動脈で、直径およそ2・5センチメートルです。食道も食べものが通るときには同じくらいまでふくらみますし、肺に出入りする空気が通る気管の太いところも直径が約1・5〜2センチメートルあります。図1で直径をくらべてみましょう。

その逆に、**細い管となると際限がありません**。心臓を出た血管は枝分かれを繰り返し、しまいには直径わずか5〜10マイクロメートルの毛細血管になります。**血液細胞一個が通り抜けるのがやっとという細さ**で、毛細血管の壁は薄い膜一枚でできています。

図1　体内の管は意外に太い

胃や膀胱は壁が柔軟で、内容物がたまると大きくふくらみます。硬式野球のボールと直径をくらべてみてください。血管も心臓から出たばかりの動脈は意外に太く、直径が500円硬貨と同じくらいあります。

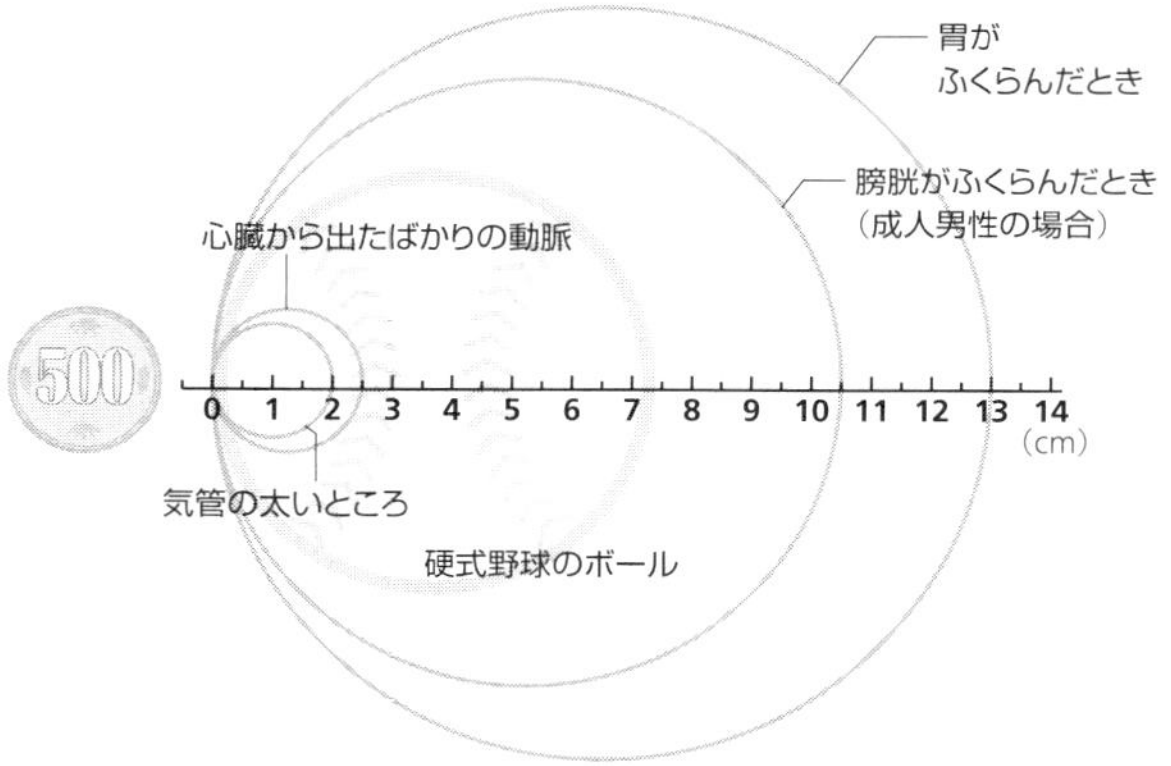

マイクロメートルは1000分の1ミリメートルにあたる単位で、以前はミクロンと呼ぶこともありました。

吸った空気が運ばれていく気管は、もっとも細い先端部分でも直径が約0・1ミリメートル、すなわち100マイクロメートルありますし、血管の仲間であるリンパ管は細いところでも直径が60〜100マイクロメートルです。毛細血管は本当に細いのですね。

では、もっとも長い管はというと、これまた比較するまでもなく血管です。心臓から全身に向かう動脈と、全身の組織から心臓に戻る静脈をすべてつなぎあわせると何と10万キロメートル！

地球2回り以上の長さです。気が遠くなるほどの長さですが、その99パーセントを毛細血管が占めています。

全身に網目状に広がる血管とリンパ管を除けば、一本の管として長いのが消化管です。食べたものは消化管の中を進みながら消化され、栄養素を吸収されて、最後は肛門から出て行きます。全長およそ9メートルですから、**平均的な人の身長の5～6倍**になります。

「日本人は欧米人より腸が長い」は本当か

消化管の長さといえば、「日本人は欧米人より腸が長い」という話があります。その根拠とされてきたのが**草食動物と肉食動物の腸の長さ**です。

植物の細胞は食物繊維でできた固い壁に囲まれているため、動物は植物を歯ですりつぶすことはできても、消化することができません。それなのに羊や牛が元気でいられるのは**植物細胞の壁を消化してくれる特殊な腸内細菌**を持っているからです。

はるか古代には、動物はすべて肉食だったといわれています。長い進化の過程で、一部の動物が腸内細菌を体に取り込み、草を食べる能力を手に入れたと考えられます。

食べた植物からエネルギーをどんどん作り出すには、こういう腸内細菌をたくさん飼っておく必要があるため、**草食動物は肉食動物より長い消化管を持っています。**体全体の長さを1とすると、胃と小腸、大腸を合わせた長さが、ライオンは4、人間が5ちょっとなのに対して、牛は22〜29、羊は27もあります。

日本人は欧米人より腸が長いといわれるようになったのは、欧米人が昔から肉をたくさん食べてきたのと異なり、日本人が穀物中心の食生活を送ってきたからです。けれども、近年行われた厳密な調査で、日本人とアメリカ人の腸の長さはほぼ同じであることがわかりました。さすがに動物と人間ほどの違いはないようです。

気管がじゃばらホース状なのはなぜ？

体内の管は太さや長さだけでなく、材質もさまざまです。消化管や血管の壁がおもに膜と筋肉でできているのとくらべ、ちょっと変わっているのが、空気が通る気道の大部分を占める気管です。

首の正面、真ん中あたりに平たい骨のようなものがありますね。実際には軟骨で、男性は軟骨の一部が飛び出して「喉仏《のどぼとけ》」になっています。ここから肺に向かって気管が下に伸びており、その壁には管をぐるっと取り巻くように軟骨があります。図2にイラストで示

図2 気管は軟骨で囲まれている

気管は長さ約10センチメートルで、アルファベットのCの形をした軟骨で囲まれ、全体がじゃばらホースのようになっています。左の図は気管と、その奥にある食道の断面です。気管の背中側には軟骨の代わりに筋肉があり、筋肉が縮むと気管が狭くなります。中央は気管を正面から見た図です。

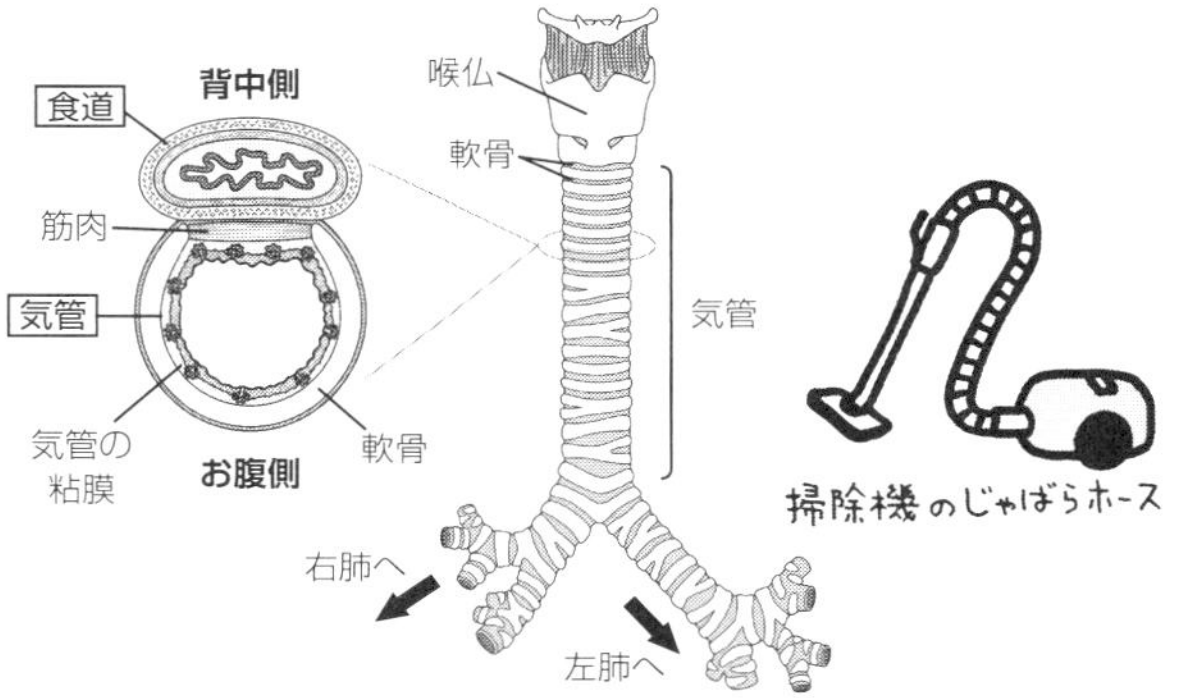

しました。**掃除機や洗濯機、エアコンのじゃばらホースに似ています。**

気管の背中側だけは軟骨がなく、胃に向かう食道がぴったりくっついています。ときには食べたものが固まりのまま通過する食道よりも、空気が出入りするだけの気管のほうが丈夫にできているのは不思議な気がするかもしれませんが、じゃばらホースになっているのには理由があります。

じゃばらホースの利点は、**折れにくく、曲がったときでも内腔がつぶれない**ことです。**肺は自分の力でふくらむことができない**ため、息を吸うときは筋肉が働いて胸を大きく広げます。すると、胸の内部は空気が薄くなるので、自然に空気が気道を通って肺に流れ込むようになっています。

このとき気管の壁が弱いと、中の空気が薄くなったことで気管がつぶれて空気が流れにくくなるおそれがありますが、軟骨が守ってくれているおかげで、気管がつぶれてふさがる心配がありません。

これに対して食道はとても柔軟にできていて、食べものがやってくると、その大きさに合わせてふくらんで、筋肉の力で胃に向かって押していきます。それには**軟骨でがちっと固められていないほうがよい**わけです。

消化管――食べものを消化して栄養素を吸収

いろいろな管の名前が出てきたので、ここでちょっと整理しておきましょう。体の多くの機能に管がかかわっていることを理解してください。

消化管は口に始まり、食道、胃、小腸、大腸をへて肛門にいたる管です。消化管の壁には筋肉があり、筋肉がさざなみのように動くことで、食べたものを一方通行で出口に向かって送っています。だから、健康な人なら、寝転がったり、逆立ちしたりしていても食物を飲み込むことができるのですね。これを筋肉の蠕動《ぜんどう》運動といいます。

食道は長さ約25センチメートルで、食べたものを胃に送るのが仕事です。**消化、吸収はしていません**。

胃は「胃袋」と呼ばれるとおり、袋のようになっていて、食べたものをしっかりためると、壁の筋肉を使って力強く混ぜ合わせます。

からっぽのときは鶏の卵くらいの大きさとされ、これが最大で約2リットルまでふくらみます。食べすぎると苦しくなるのは、ふくらんだ胃が肺を下から圧迫するからです。2リットルの大きなペットボトルがお腹に入っていると考えてみてください。すごいですね。

胃の大きさには個人差がほとんどないようです。「あまり食べずにいたら、胃が小さくなった」と聞くことがありますが、これは食欲が減っただけで、胃そのものの大きさは変わりません。

胃でどろどろになった食べものは、小腸の入口にあたる十二指腸に送られます。小腸は全体で約6メートルもあり、炭水化物、蛋白質、脂肪の大部分と、水のほぼすべてを吸収しています。

なぜ小腸が消化、吸収のおもな舞台になっているかというと、**何種類もの消化酵素と、**

消化を助ける物質が小腸を流れているからです。小腸の壁で作られるものもあれば、近くにある肝臓、膵臓で作られて、小さな管を通って小腸に運ばれてくるものもあります。

肝臓で作られた胆汁は、肝管《かんかん》という細い管を通って出てきます。管の途中がふくらんで袋のようになった胆嚢にたくわえられたあと、今度は胆管を流れて小腸にやってきます。膵臓を出発した消化酵素は膵管《すいかん》を通り、やはり小腸に運ばれます。消化管という大きな川に、小さな管が小川のように注ぎ込むイメージです。

小腸は胃や大腸とくらべるとそれほど親しみがないかもしれませんが、じつは**消化管で一番の働き者**なのです。

続く大腸の長さは1・6メートルくらいで、途中にある盲腸に虫垂《ちゅうすい》がくっついています。ときどき、盲腸炎になって盲腸を切ったと表現する人がいますね。実際には、**切るのは盲腸ではなく、ここから飛び出した虫垂**です。

大腸の働きは、小腸で吸収しきれなかった水分と、ミネラルを吸収することです。食べたものは大腸まで来ると水分を失って、だんだん固くなります。これが便で、平均すると一分間に1～3センチメートルの速度で大腸の中を進んでいきます。

気道——酸素を肺に届け、二酸化炭素を送り出す

私たちが体を作り、維持し、適切に機能させることができるのは、体内で行われている無数の化学反応のおかげです。化学反応を起こすにはエネルギーが必要なので、体の細胞ではエネルギーがフル稼動で作られています。

たとえばブドウ糖1グラムからはエネルギーを4キロカロリー引き出すことができますが、しっかり食べてさえいればエネルギーを確保できるかというと、そうではないのです。**エネルギーを作るには栄養素の他に酸素が欠かせません。**私たちが呼吸するのは生存に必要なエネルギーを生み出すためであり、だから酸素が不足すると死んでしまうのです。吐く息と一緒に二酸化炭素が出てくるのは、エネルギーを作る過程で不要な二酸化炭素ができるからです。

その大切な酸素を大気中から体内に届けているのが気道です。25ページの図2を見ながら読んでください。鼻と口から吸い込んだ空気は、喉《のど》から始まる気管に入ります。気管は右と左に分かれて肺につながり、そこから16回も枝分かれを繰り返しながら細くなります。

肺はスポンジのような作りになっているため、酸素と二酸化炭素を効率よく交換できます。出てきた二酸化炭素は細い管の中を逆行して気管をさかのぼり、鼻と口から吐き出さ

れます。

食べたものは消化管を通過するうちに消化されて、見た目も性質も変化しますが、空気は気道を流れるだけなので、空気に変化が起きることはありません。

気道の一部である鼻は、細い管で耳ならびに目とつながっています。それぞれ耳管《じかん》、涙管《るいかん》といい、耳管の中は空気が行き来し、涙管を通って余分な涙が目から鼻に流れてきます。

そして、もう一つ、耳の穴から耳の奥につながる管がありますね。周囲の音を空気の振動として鼓膜に伝える外耳道《がいじどう》です。長さは約2・5〜3センチメートル。意外に浅いので、**あまり深く耳かきを突っ込まないでください。**

尿路——不要な物質を水に溶かして捨てる

尿路は「尿の通路」という意味で、尿を作る腎臓と、尿を出口まで運ぶ管でできています。尿は体にとって不要な物質が水に溶けたものですが、腎臓のすごいところは、役に立たない物質や有害な物質を尿に捨てるだけではないことです。

たとえばビタミンCは毎日摂取したい栄養素の一つです。しかし、腎臓は体の状態をリアルタイムで監視しながら、どの物質を、どの程度、どのくらいの量の水に溶かして捨て

図3　男性の下腹部はこうなっている

左の図に示すように、腎臓から尿管、膀胱、尿道と続く尿路は、お腹を上から下に流れており、膀胱のすぐ下に前立腺があります。右の図は男性の下腹部を縦に切ったところで、向かって左がお腹、右が背中です。精管の複雑な走行を見てください。

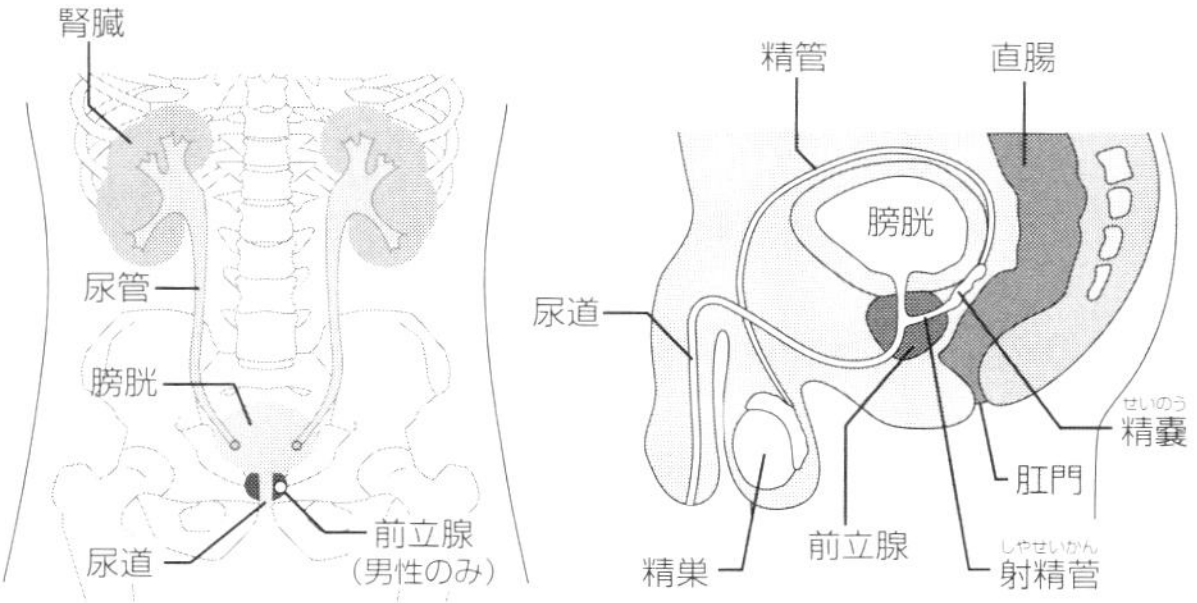

るべきかをつねに考えており、「ビタミンCは足りているな」と判断すると、**あまった分をあっさり捨ててしまいます。**

体の機能は多種多様な栄養素のバランスのうえに成り立っているため、どんなに大切な物質であっても必要以上に体にためないようにしているのです。

こうして作られた尿は、左右の腎臓から1本ずつ伸びる尿管を通って膀胱に向かいます。図3の左にイラストで示しました。尿管は長さが25センチメートル、直径が4〜7ミリメートルくらいの細い管で、やわらかいストローのイメージです。

膀胱は一つしかなく、**からっぽだとピンポン玉がつぶれたくらいの大きさ**ですが、最大で650〜800ミリリットルも尿をためられるのは、先に書いたとおりです。

尿は膀胱にしばらくたくわえられたあと、尿道という一本の管を通って体から出ていきます。体の作りを考えるとわかるように、尿道は男性と女性で長さが大きく異なり、**男性は16〜18センチメートルもあるのに対して、女性はわずか3〜4センチメートル**です。

そして、もう一つ違いがあるのがわかりますか？　管を流れるものが違います。男性は精液を運んできた精管《せいかん》が尿道と合流するため、そこから先は尿と精液が通ります。でも、女性は尿路全体を通じて、流れるのは尿だけです。

なぜ、男性は尿路と精管の出口が共通なのかは不明です。原始的な生物は消化管と尿路、生殖器系の出口がすべて一緒になっていたとされ、現在も両生類、は虫類、鳥類は出口が一つです。個別の出口を持つのが理想でしょうが、管の走行が複雑になりすぎると、お母さんのお腹で成長するときに、管をうまく発達させられないおそれがあります。

ただし、尿には有害な物質が含まれている場合があるので、生殖においてとくに重要な女性の卵《らん》だけは専用の出口ができたのかもしれません。

生殖器系――子どもを作るための精子と卵が通る

生殖器系についても簡単に見ておきましょう。男性は精巣で作られた精子を含む精液が、長さ30センチメートルもある細い精管の中を運ばれて、尿道の途中に出てきます。胆管を流れてきた胆汁が消化管に注ぎ込むのと同じで、**管に管が合流する**のです。

図3の右の図をご覧ください。これは男性の下腹部を縦に切って、左側から見たところです。精管がアクロバットのように膀胱の上を回り込んで尿道に向かっていますね。

女性の生殖器系は尿路から独立していて、出口も別になっています。このうち、女性の妊娠に大きな役割を果たすのが、卵巣から出てきた卵を運ぶ卵管《らんかん》です。卵巣は体の左右に1個ずつあり、長さ10センチメートルの卵管が両側から子宮まで伸びています。

お腹の下半分には消化管、尿路、生殖器系が存在するため、いろいろな管がこんがらがらないか心配になってしまいますが、男性はお腹から背中に向かって、膀胱、直腸《ちょくちょう》、女性は膀胱、子宮、直腸の順にならんでおり、どの管もあるべき場所にきちんとおさまっています。

この他に、人間を含む哺乳類には母乳を運ぶ乳管《にゅうかん》があり、妊娠すると発達します。細い管が左右の乳房に15～20本ずつあり、それぞれ最後は一本に合流して出口に向かいます。

血管——酸素と栄養素を運び、老廃物を回収

22ページで説明したとおり、血管は大部分がきわめて細い毛細血管で、すべてつなげると地球2回り以上になります。

肺で酸素を取り込んだ血液は心臓に移動して、そこから心臓の強力なポンプ作用で全身の細胞に向けて押し出されます。これが動脈で、**動脈を流れる血液には酸素の他に栄養素が含まれています。**全身の組織に酸素と栄養素を配り終えると、血液は静脈を通って心臓に戻ります。

このように血液は心臓と肺、そして全身をぐるぐる回り続けていますが、じつは、ときどき脇道に出て行きます。いつ抜け出すかというと、組織に酸素と栄養素を受け渡すときです。このとき、**血液に含まれる水分や、免疫とかかわる白血球の一部がもれて、近くにあるリンパ管に入ります。**

血液の赤い色のもとである赤血球はリンパ管には移動しないので、リンパ液は黄色っぽい色をしています。そのため、リンパ液のことを「白い血液」と表現することがあります。

リンパ管——侵入した微生物と戦う

図4　全身のリンパ管は一箇所に集まってくる

リンパ管は首の付け根にある左右の鎖骨《さこつ》下静脈を目指して集まってきます。下の絵でリンパ管の途中が丸くふくれて数珠《じゅず》玉のようになっているのがリンパ節です。

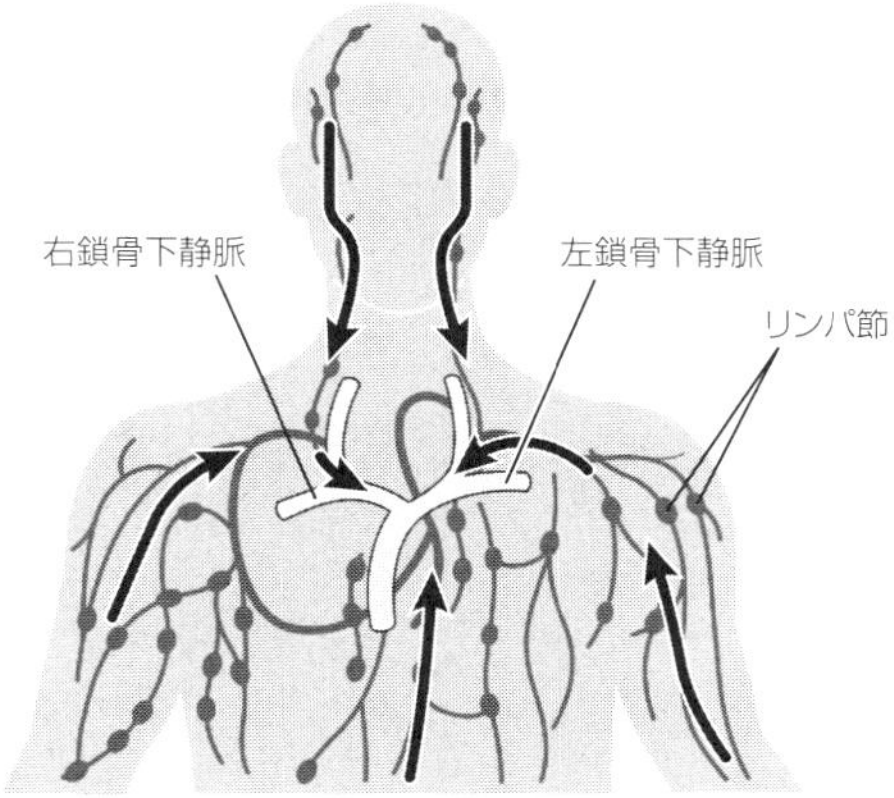

リンパ管は血管とはまったく違う道すじを走っており、体内をぐるぐる回ることはありません。図4に描いたように、首の付け根にある太い静脈に向かって全身から一直線に集まってきます。そして、この場所で静脈に注ぎ込み、血液の流れに帰るのです。血液の一部がもれてリンパ液が作られて、これが血液に戻るのですから、リンパ管を**血管のバイパス道路**と考えることもできそうです。

といっても、**リンパ管という道路には、血管にはない大きな特徴**があります。管の途中に約400〜700個ものリンパ節が存在し、そこに免疫細胞がたくさん集まっています。リンパ節は米粒からソラマメくらいの大きさで、侵入してきた細菌などの微生物を攻撃したり、リンパ液が運んできた不要な物質やゴミを取り除いたりしています。

風邪を引くと、いわゆる扁桃腺《へんとうせん》が腫《は》れることがありますね。正確には「扁桃」といい、いくつものリンパ節が集まってできています。扁桃とはアーモンドのことで、平べったい卵形をしていることから命名されました。

気道に細菌が感染すると、免疫細胞が扁桃に集まって細菌とたたかうため、扁桃が腫れて痛みます。感染が広がれば、扁桃の他に、首や足の付け根のリンパ節が腫れて、「ぐりぐり」ができることもあります。

それだけではなく、**音を聞いたり、体のバランスを取ったりするのにもリンパ液の働きが欠かせません**。このうち、聴覚に関係するのが蝸牛管《かぎゅうかん》、バランスに関係するのが半規管《はんきかん》で、**どちらも耳の奥にあり、中にリンパ液がたまっています**。蝸牛はかたつむりのことで、管がかたつむりの殻のように渦まいていることから付けられました。

管に入口、出口があるとは限らない

ここまで見てきたように、管を通って移動するのは食べたもののこともあれば、血液、尿、空気のことも、それ以外のこともあり、その流れを目で追うと、管が大きく分けて2種類あるのに気づきます。

中に入れるかどうかです。

消化管では、口から入った食べものが消化管の中を移動して肛門から出てきます。つまり、**消化管には口という入口と、肛門という出口がある**わけです。では、同じく、体にとって不要なものが一方通行で流れて、体から出てくる尿路はどうでしょうか。**尿路には出口はあっても、はっきりした入口が見当たりません**。尿路の始まりは尿を作る腎臓なので、出口はあっても入口がないのですね。

この他に入口が出口をかねる管もありました。どれかわかりますか？　空気が通る気道です。**気道は入口も出口も鼻と口**で、その中を空気という同じ物質が、交互に、双方向に流れています。

これにひねりを加えたのが外耳道、いわゆる耳の穴です。外耳道も立派な管で、入ってきた空気の振動を耳の奥にある鼓膜に伝えています。それと同時に、外耳道の壁の細胞がはがれ落ちて、耳あかとなって出てきますね。つまり、**空気と耳あかという異なる物質が**

逆方向に運ばれていることになります。

入口か出口の一方でもあれば、体の外から管を通って体の奥深くまで到達できます。これを利用して内視鏡検査が生まれました。詳しくは第5章で取り上げます。

先ほど登場した蝸牛管と半規管は、どちらも耳の奥深くにあって骨の壁で囲まれているため、入口も出口もありません。

出入口から細菌、ウイルスが侵入する

出入口のある管の大きな強みが内視鏡検査ができることとすると、その弱みは、細菌やウイルスが侵入しやすいことでしょう。消化管用の内視鏡が直径0・5～1センチメートルなのに対して、細菌の大きさはわずか0・001～0・01ミリメートル、ウイルスとなると、さらにその数十分の1しかないのです。

こうなると、管に難なく入り込めるばかりか、侵入しても周囲の壁がはるか向こうにあるため、自分が管に飛び込んだことにも気づかないと思われます。

実際に、体の外とつながる管には微生物が日常的に出入りして、細菌が住みついてさえいます。口の中には約500種類の細菌がいるといわれていますし、胃には胃酸をものと

もしないピロリ菌が、大腸にいたっては合計数百兆個、**重さにして1キログラムにのぼる腸内細菌**が住んでいます。

お母さんのお腹にいる赤ちゃんには細菌がいないため、**生後1〜2日の赤ちゃんの便からは細菌がほとんど見つかりません**。けれども、産道を通って生まれるときにお母さんの体に住んでいる細菌が赤ちゃんの体に入ってきます。このときも、気道、消化管など、赤ちゃんの管が侵入口になります。

しかし、管は管でも血管は例外です。入口も出口もなく、**管全体が体の中にある**ため、さすがの細菌もおいそれとは侵入できず、健康な人であれば微生物は一個も存在しません。

その反面、体を傷つけずに内視鏡を入れることはできませんし、採血一つするにも、針で皮膚と血管の壁を突き破る必要があります。

つまり、通常であれば血液が血管の外に出ることはないわけで、出てきたとしたら、血管自体に問題があって破れたか、周囲の組織がえぐれて、中を走る血管を傷つけたことを意味しています。出血を手がかりに病気を見つけることができるのはこのためです。

体が侵入者を防ぐしくみ

微生物に話を戻すと、じつは**体内の微生物は少なければ少ないほどよいわけではない**のです。健康に役立つどころか、健康でいるのに欠かせない細菌も存在します。腸内細菌の一種である善玉菌がそうですね。また、女性の生殖器である膣《ちつ》には有益な細菌が住んでいて、病気の原因になる悪い細菌が育ちにくい環境を作っています。

そして、外とつながる管には、有害な細菌から体を守るしくみがちゃんと備わっています。たとえば、鼻や口の中には細菌が多数住んでいますが、調べてみると、そこから肺までずっと続く気道には微生物が少ししか見当たりません。なぜでしょうか。

細かいゴミや微生物は、まず**鼻毛や鼻の粘膜**に引っかかります。気管の壁は粘液でぬれていて、やはり侵入者を捕まえますし、自動的に咳が出てゴミを体の外にはじき飛ばすしくみもあります。

さらに、気管の粘膜には目に見えないくらい細かい毛がふさふさはえており、ゴミや微生物が侵入すると毛が一斉に動き、**出口に向かって送り出します**。図5のイラストは、この様子を描いたものです。

また、先ほど出てきたように、気道の扁桃では免疫細胞が外敵を取り締まっています。

図5　気管の細かい毛がウイルスを運び出す

気管の粘膜には細かい毛のはえた線毛《せんもう》細胞と、粘液を作る細胞がならんでいます。侵入したゴミや微生物は粘液にとらえられ、毛の動きによって出口に向かって送り出されます。

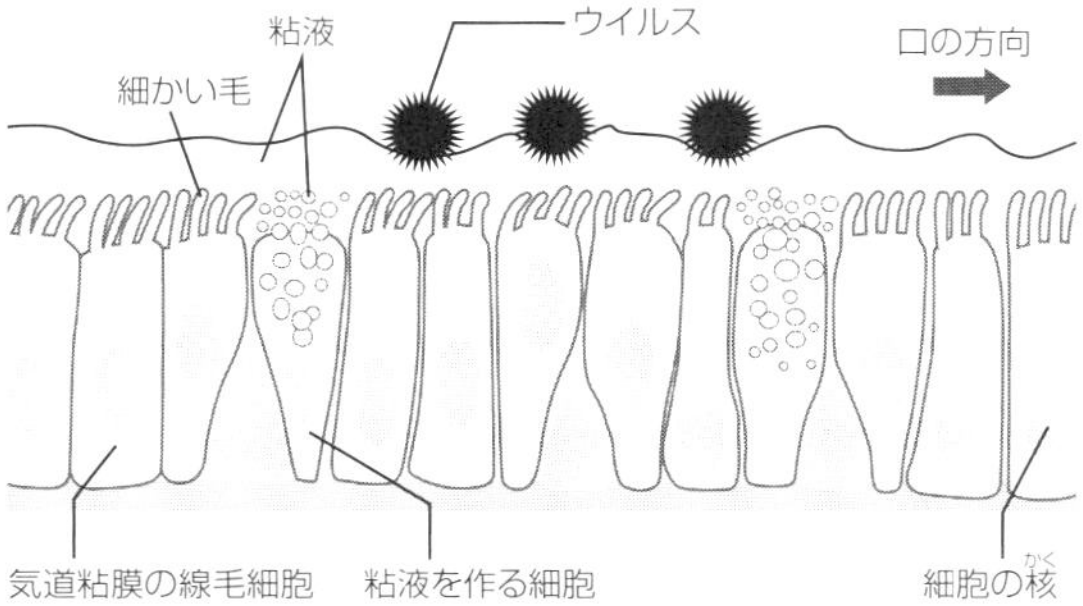

こうして気道は奥に行くほど清潔に保たれ、肺が健康でしっかり機能できるようになっています。

消化管も負けていません。胃で作られる**胃酸は強力な酸性物質**で、食べものと一緒に入ってくる微生物を殺菌しています。そして腸には体内の管のなかでもっとも発達した免疫機能があります。これについては、あとで改めて調べましょう。

管に問題発生！　そのときどうなる？

さて、管の仕事をおぼえていますか。管とは、「体内の機能を維持するのに欠かせない物質がすみやかに移動できるように作られた専用の通路のこと」でしたね。物質が管をスムーズに流れていれば健康でいられますし、病気やケガから回復するにも、赤ちゃんがすくすく育つにも、管がしっかり働くことが欠かせません。

しかし、手や足の甲を走る青い静脈を除くと、**日常生活で体内の管を目にする機会はほとんどない**でしょう。管はまさしく縁の下の力持ちなのですが、いざ、管の流れがさまたげられると、たちまち問題が起きてきます。

管が詰まれば大切な物質を運べなくなります。管が破裂すれば物質が通れなくなるだけではすまず、あふれ出した物質が周囲の組織に悪い影響を与えるおそれがあります。

土砂崩れでトンネルがふさがったり、町のインフラを支える水道管やガス管が破裂したりしたらどうなるか、考えてみてください。これ以外にも管にはさまざまなトラブルが発生します。

●管の流れが狭くなる、詰まる

管の流れが狭くなる原因として、よく知られているのが血管に起きる**動脈硬化**です。動脈の内側の壁に脂肪がべったりくっつくことで血液の通路が次第に狭くなり、ついには詰まってしまいます。脳の血管が詰まれば脳梗塞《のうこうそく》を発症しますし、心臓の血管が狭くなると狭心症に、詰まると心筋梗塞になります。

消化管の通りが悪いとなったら、**がんの固まりができていないか検査が必要**です。尿管結石や前立腺肥大によって尿路がふさがることもあります。耳あかがたまって聞こえが悪くなったなんて話も聞きますね。

原因が目に見えないこともあります。寒くなると指がかじかんで白っぽくなるのは、血のめぐりが減るからです。

寒いところでは体の熱が失われ、そのままだと命の危険にさらされます。そのため、温かい血液が体の中心に集まって、**生きていくうえで重要な脳と心臓、お腹の臓器を守ろうとする反応が起きる**のです。手足の先からは血液が真っ先に失われるので、指がかじかんでしまいます。

●管が破れる、もれる

管が破れる怖い病気の代表が、脳の血管が破れる脳出血でしょう。数十年前まで長らく日本人の死因第1位は脳卒中でした。脳卒中は脳梗塞、脳出血、くも膜下出血などの病気を合わせた呼び名ですが、１９５０年代には脳卒中による死亡の90パーセント近くを脳出血が占めていました。

胃や十二指腸に潰瘍ができて、消化管に穴があくこともあります。こうなると、**食べものの残りや細菌、刺激の強い胃酸がお腹の中にもれる**ため、たいていは手術で穴をふさぎます。他に、体をどこかにぶつけて細い血管が破れてできる内出血もこの例です。

●管が逆流する

一方通行で流れているものが逆流するのが、嘔吐《おうと》と逆流性食道炎です。食道と胃の境には筋肉があり、普段はぎゅっと閉じて、胃に入った食べものが食道に戻らないようにしています。けれども、有害なもの、消化の負担となるものを食べたことに体が気づくと、**お腹の筋肉が強く収縮して圧力をかけ、食べたものを強制的に吐き出します**。

もう一つの逆流性食道炎では、食道と胃のあいだの筋肉がゆるんで胃酸が食道にのぼってきます。

●流れがとどこおる

管の流れがとどこおることもあります。大腸の蠕動運動が弱ければ便秘になりますし、ずっと狭い座席に座っていることで足から心臓に戻る静脈の流れが悪くなると、エコノミークラス症候群、正式には静脈血栓塞栓症《そくせんしょう》を招きます。

これは、静脈にできた血の固まりが血液の流れに乗って肺に運ばれ、**肺の動脈が詰まってしまう恐ろしい病気**で、「管の流れがとどこおり」、その結果「管が詰まる」、という2段階で問題が発生します。

●流れが速すぎる

便秘の逆に、食べたものが腸を猛スピードで通過するのが下痢です。たいていは腸の蠕動が活発になりすぎることで発症し、ひどい場合は脱水におちいります。

●管が細菌に感染する

胆嚢と胆管、子宮につながる卵管、そして血管など、本来は細菌がいないはずの管に感染が起きると、管の流れが悪くなり、ひどい場合は管の壁に穴があくこともあります。

膀胱炎は圧倒的に女性に多く発症します。女性は膀胱と出口をつなぐ尿道が男性とくらべて短く、細菌が尿路に侵入しやすいからです。進行すると細菌が尿路をさらにさかのぼり、炎症が腎臓まで広がることがあります。

●管を流れる物質が増えすぎる

管を流れる物質の量が増えることでも問題が発生します。その例が、**塩分の摂り過ぎによる高血圧**です。

体には血液の塩分濃度を適切な範囲で維持するしくみがあるため、塩からいものを食べて血液の塩分濃度が上がると、脳は「喉が渇いている」という信号を送って水を飲ませようとします。水を飲めば血液が水で薄まって、塩分濃度が下がるからです。

しかし、こうなると、**水が入った分だけ血液の量が増える**ために、血管にかかる血液の圧力、すなわち血圧が上がってしまいます。

●物質を運ぶ以外の機能が低下する

管自体は、物質を運ぶという本来の役目を果たしているのに、管のなかで行われる他の機能が低下することがあります。たとえば、食べたものは消化管を通過しながら消化、吸収されますが、**胃酸が少ないと消化不良が起こります**。

また、肺に向かう空気の通り道である鼻の奥には、においを感じる細胞があります。しかし、風邪やインフルエンザにかかって、におい情報を脳に伝える神経がウイルスによって障害されると、においを感じられなくなります。

管の老化が命にかかわることも

このように、管の機能をそこなう要因はさまざまで、がんのように根本的な治療が必要なものもあれば、内出血のように放っておいても1、2週間であとかたもなく消え去るものもあります。気道ならではの病気、尿路ならではの病気も発生します。しかし、どの管にも不調を起こす共通の原因がいくつか存在します。その一つが**加齢**です。

よく「老化は足から」といいますね。加齢による体のおとろえは足腰から始まるという意味です。確かにそのとおりで、80歳の人は30歳の人とくらべて、足の筋肉の力が平均して約40パーセントしかありません。

そして体には、筋肉と同じくらい加齢の影響を受ける臓器が他にもあります。何だと思いますか？　脳でしょうか？　いいえ、意外なことに、脳の機能は80歳になっても75パーセントくらい維持されるようです。

答えは肺と腎臓です。肺や腎臓が、若いころの40パーセントしか働いていないと聞くと怖くなってしまいますが、体には予備力があるので、臓器の機能がかなり下がっても生存にはそれほど影響しません。

このことは日本人の平均寿命が男女ともに80歳を超えていることから明らかですね。**40パーセント働いていれば元気でいられる**ということです。けれども、無理はきかなくなりますし、ひとたび病気になると回復に時間がかかるのは事実です。

肺の機能が低下すると、血液に酸素を取り込んで、代わりに二酸化炭素を吐き出す作業を効率よく行えなくなります。これに加えて、呼吸を行う横隔膜《おうかくまく》などの筋力が弱り、息を深く吸えなくなるので、酸素を体に十分取り込めなくなって息切れなどが起こります。

しかし、**命に直接かかわるのは、肺につながる気道と、近くにある食道の老化**です。

管年齢が若さを決める

2017年の統計によると、日本人の死因第1位は悪性新生物、第2位は心疾患で、第3位から第5位に脳血管疾患、老衰、肺炎がわずかな差でならんでいます。肺炎による死亡の95パーセントを65歳以上の高齢者が占めており、この背景には管のおとろえがあると考えられます。

年齢を重ねると飲み込む力が弱くなるため、ちょっとしたはずみでむせたり、食べたものが気管に入る誤嚥《ごえん》が起きたりして、**細菌、ウイルスなどの微生物が肺に流れ込みます。これが肺炎を招く**のです。

気道の老化も問題です。先に述べたように、健康な人の気道には、空気と一緒に侵入した細かいゴミや微生物を取り除くしくみが備わっています。

このとき活躍するのが気道の粘液と、粘膜にはえた細かい毛です。ところが、加齢にともない粘液も毛も少なくなると、微生物が肺まで入り込みやすくなって、やはり肺炎を引き起こします。

この逆に、喫煙している高齢者は気道に慢性的な炎症が起きて、粘液が過剰に作られ、痰が増えます。痰を吐いたり、食道から胃に飲み込んだりできるあいだはよいものの、気道と食道の筋肉が弱ると汚い微生物を含む痰が肺に流れ、これも肺炎の原因になります。

あちこちに痰を吐くのは困りますが、痰は出したほうがよいのです。ただし、**喫煙のせいで痰が出ているのなら一日も早く禁煙すべき**でしょう。

加齢による変化を完全に防ぐことはできませんが、やがて訪れる変化に備えて管の健康に気を配り、管にやさしい生活を送ることで、高齢になってもはつらつと毎日を送ることができます。

第2章 健康の要・消化管のしくみと働き

人間の体は「ちくわ」に似ている

消化管の病気は、高血圧を含む心臓と血管の病気、そして心の病気とならんで、現代日本を代表する病気の一つとされています。現に、日本人のがんのなかで、もっとも多いのが消化管に発生するがんなのです。

体の管のなかで、おそらくもっとも身近な消化管について、私たちは何を、どのくらい知っているでしょうか。本章では、物言わぬ消化管が私たちの生活と生存をどれほど支え、そして、そんな消化管を私たちがどれほど誤解しているか、見ていきましょう。

第1章で見たように、消化管は口に始まり、食道、胃、小腸、大腸を通って体の中心を貫通し、肛門にいたる管です。長さは約9メートルもあって、**食べたものが平均して1日半かけて通過**します。一分間に16〜18回も空気が出入りする気道とくらべたら長い旅路ですね。図6の左に消化管の見取り図をのせました。

消化管にははっきりした入口と出口があって、中を通り抜けられるようになっています。このことから、人間の体を巨大な「ちくわ」になぞらえることがあります。

図6　消化管は巨大な「ちくわ」である

消化管は長さが約9メートル。はっきりした入口と出口があって、「ちくわ」のように中を通り抜けることができます。肝臓と膵臓からは細い管が出て消化管につながっています。

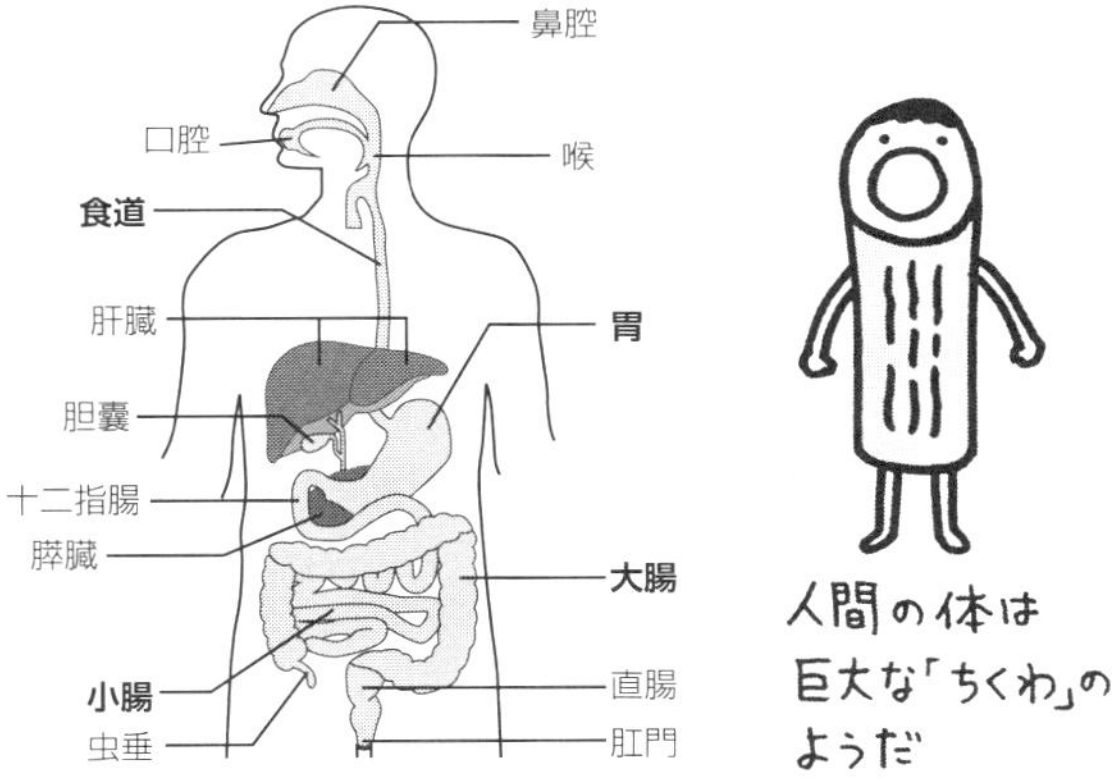

これは人間だけの特徴ではなく、犬や猫、カエル、サケ、カブトムシ、さらにはウニやナマコにいたるまで、ほぼすべての動物が同じような消化管を持っており、「ちくわ」のような構造をしています。

父親の精子と母親の卵が受精すると受精卵ができます。一個の丸い細胞で、見かけ上は変わったところはありません。受精卵は数回分裂すると、細胞が密集したおにぎりのような固まりになります。**さて、これがどう「ちくわ」に変形するのでしょうか？**

まず思いつく方法は、体の中心から外に向かってトンネルを2本掘ることです。外につながったら、一方を入口、もう一方を出口にすればよいですね。第2案が、体の表面のどこか1ヵ所を入口と決めて、そこから頑張ってトンネルを1本掘り、体の反対側に出たところで、そこを出口にする方法です。

なかなか大変そうですが、じつは正解は第2案です。細胞の固まりの一点にくぼみができて、くぼみがだんだん深くなり、体の反対側に近づくと、最後に皮が破れてトンネルが完成します。

消化管は体の外にある!?

「そうか！　口のくぼみが奥へ奥へと伸びていき、最後に肛門ができるんだな！」。いいえ、そうではないのです。**最初にくぼみができるのは肛門**です。そう、人間の消化管は肛門に始まり、下から上に進んで最後に口が開くのです。多くの動物が同じ方式で消化管を作るなか、タコ、バッタ、ミミズなどは例外で、口がくぼんで最後に肛門が作られます。

ついでにいうと、漫画に出てくるタコは、たいてい鉢巻きをして、口をとがらせて墨を吐いていますね。でも、あれは間違いです。図7を見てください。

漫画で鉢巻きをしているのはお腹にあたる部分で、墨を吐いているのは肛門です。では

図7　タコのお腹はどこにある？

漫画のイメージと異なり、タコは頭に見える部分がお腹です。墨を吐いているのは肛門で、口は8本の足の中心にあります。正確にいうと、8本あるのは足ではなく腕です。

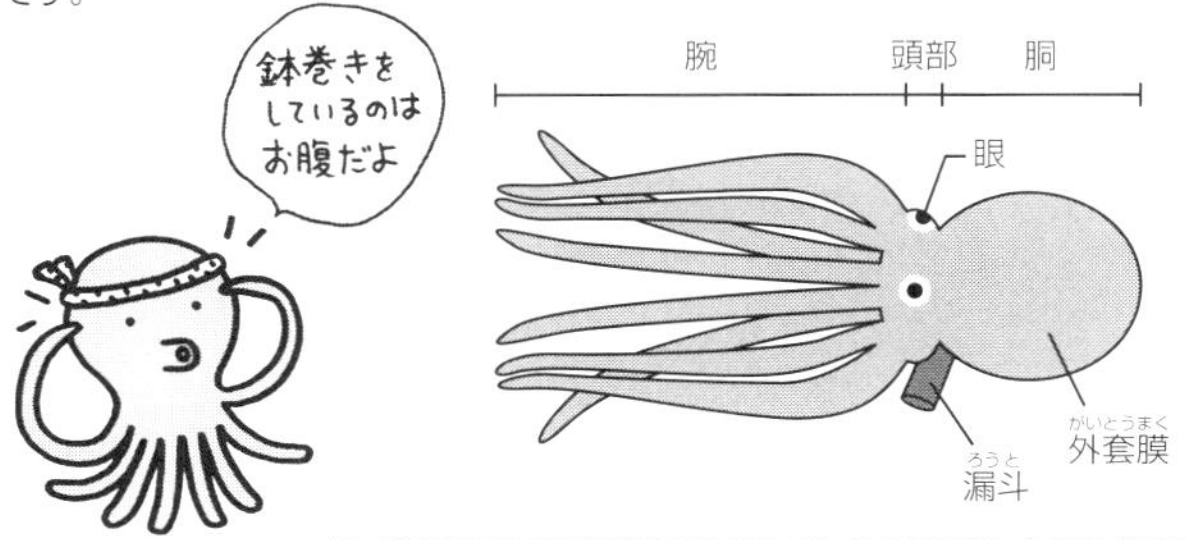

（右：環境省「瀬戸内海の代表的な生きもの」を参考にイラスト作成）

口はどこにあるのかというと、8本の足の中心にある肛門のような部分が口なのです。しかも、8本あるのは足ではなく腕です。お腹に鉢巻きをされて、タコもとまどっていることでしょう。

それはともかく、体の表面がくぼんで管になるとなれば、消化管は体の外にできた深い「くぼみ」ということになります。管は管でも体の中にすっぽりおさまっていて、針で皮膚を突き破らないと到達できない血管とは根本的に異なります。

そうなると、**食べものを飲み込むというのは、外から見えないところに隠すくらいの意味**しかありません。子どもが硬貨やペンのキャップを飲み込んでも、病院で適切な処置をすれば吐き出させることができます。あるいは、数日たったらお尻から出てくるかもしれませんが、こんなことが起きるのは、これらの物質が「体の中に入っていない」からです。

消化管は食べたものをただ運ぶだけでなく、工場のベルトコンベヤーのように消化という加工処理を次々に行っています。ベルトコンベヤーは体の外にあって、食べものは腸で吸収されて初めて体の中に入ります。

「消化」が行われるのは体の外、「吸収」は体の外から中への移動であることを理解してください。

よく噛むとメリットいっぱい

空気が双方向で流れる気道と異なり、消化管では食べたものが入口から出口に向かって一方通行で進みます。この働きを支えているのが、消化管の壁にある筋肉の蠕動運動です。ミミズがはうときのように筋肉が波打つことで、食べたものを決まった方向に動かします。

消化管には内容物の逆流を防ぐしくみもあります。こちらはおいおい見ていきましょう。

消化の第一歩は口の中で食べものを噛むことです。「多少大きいままでも、入っていけばいいだろう」と考えて、ろくに噛まずに飲み込む人がいますが、もったいないですね。

唾液《だえき》にはデンプンの消化酵素が含まれているので、ご飯やパンの他に、ジャガイモ、山芋などの芋類、ニンニク、カボチャ、トウモロコシ、椎茸、蓮根《れんこん》、ニンジンなどのデンプンの多い食品をよく噛むと、**デンプンが分解されてブドウ糖ができ、しっかり甘みを味わうことができます。**

また、噛むことで脳にある満腹中枢を刺激できるため、ゆっくり噛んで食べると太りにくい効果もあります。

食べたものはなぜ気管に入らないのか？

食べたものは喉を通って食道にすべり落ちていきます。このとき呼吸がどうなっているか意識したことがありますか？

ちょっと唾液を飲み込んで実験してみてください。**一瞬、息が止まるでしょう。**口と喉は消化管だけでなく気道の入口を兼ねていて、喉の奥はさらに鼻ともつながっています。

空気が間違って食道から胃に入っても、お腹が張る程度でたいしたことは起こりませんが、第1章で述べたように、食べたものが気道に入ると、細菌、ウイルスなどの微生物が肺に流れ込んで肺炎を招きます。とくに高齢者では生命の危険に直結する深刻な事態です。

これを防ぐために発達したのが**嚥下《えんげ》反射《はんしゃ》**というしくみです。

図8　嚥下反射では何が起きているか

食べものを飲み込むとき、軟口蓋《なんこうがい》が喉の後ろの壁にくっついて鼻への通路をふさぎ、ふたのような喉頭蓋《こうとうがい》が肺への通路をふさぎます。喉全体が持ち上がって、そこにふたがはまるイメージです。口を閉じて圧力をかけると食道の壁がゆるんで食べものが食道に入ります。

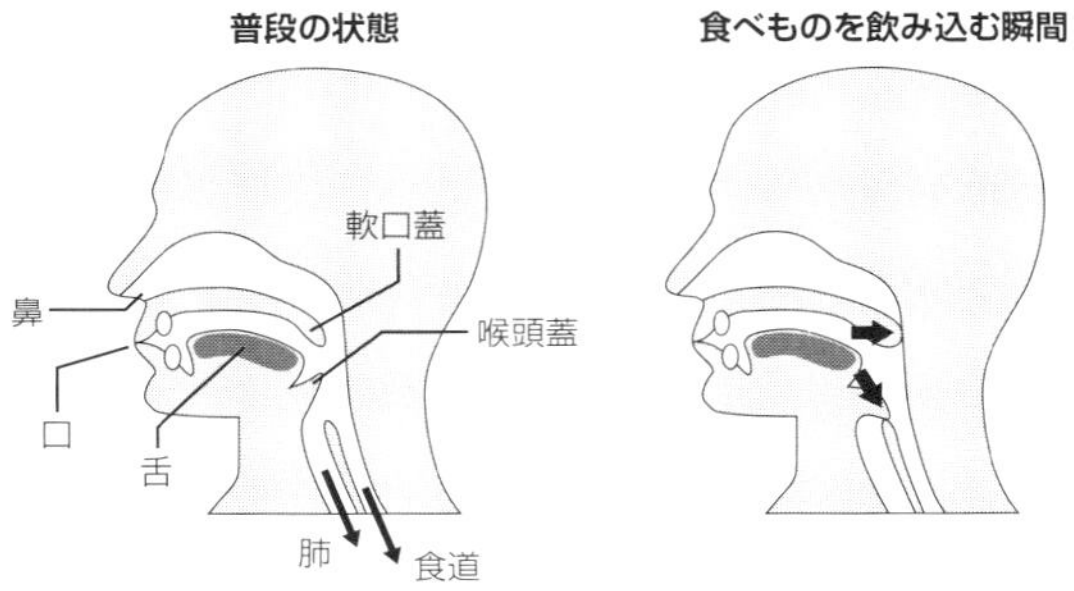

食べものを飲み込む瞬間に、肺につながる気管と、鼻と口への通路がふさがって、それと同時に食道を取り巻く筋肉がゆるみ、食べたものがスムーズに食道に落ちていくようになっています。

舌を動かして、口の天井を奥までなぞると、途中から柔らかくなっています。ここを軟口《なんこう》蓋《がい》といい、嚥下反射では軟口蓋と、喉の入口にある、ふたのような構造が活躍します。図8のイラストを見てください。この反応には大脳がかかわっていないため、**頭でいちいち考えて動かす必要はありません**。

何も食べていないときは食道の入口は平たくひしゃげており、気管が十分に広がって、しっかり呼吸できるようになっています。感動するほどよくできていますね。加齢や神経障害によって嚥下反射を適切に行えなくなると、食べたものが鼻に入る、肺への誤嚥が起きるなどの事故につながります。

年末年始に多いのが、高齢者が餅を喉に詰まらせる事故です。東京消防庁のデータによると、餅の誤嚥事故の90パーセント以上が、60歳以上の世代によるものでした。餅は粘り気があるため、少しでも気管に入るとその場所で空気の通り道をふさいでしまいます。

よく嚙んで唾液と混ぜると飲み込みやすくなりますが、**高齢者は歯が悪くてよく嚙めなかったり、唾液の量が減っていたりする**ことも誤嚥の原因になっています。

胃には三つの働きがある

さて、食道をすべり落ちた食べものは、胃へとやってきました。

食道と胃のあいだには筋肉があって、普段はぎゅっと閉じて逆流を防いでいます。けれども、食べたものが食道下部に到着すると自然にゆるみ、胃の中に受け入れます。胃は最大で2リットルくらいまでふくらんで食べたものをたくわえることができますが、もちろん、ただの貯蔵袋ではありません。胃にはおもに三つの働きがあります。

胃の仕事① 消化の下準備

消化管というくらいですから、消化しなければ始まりません。食道には消化作用はないので、ここからが本番です。

胃の粘膜からは**毎日およそ2リットルもの胃液**が分泌されていて、食べものが入ると分泌量が一気に10〜20倍に跳ね上がるといわれています。胃液の成分は強い酸である胃酸と、蛋白質を分解するペプシンという消化酵素、そして粘液です。

よく、「胃は胃酸と消化酵素を出しているのに、どうして自分は溶けないの？」という質問がありますが、その秘密が粘液です。

理科の授業を思い出してください。酸性の物質とアルカリ性の物質が出合うと、中和《ちゅうわ》といって、お互いの性質を打ち消しあう反応が起こります。胃の**粘液はアルカリ性で、胃の壁をどろっとおおっている**ため、さすがの胃酸も力が弱まり、胃を傷つけることができません。

こんなに厳しい環境であることから、胃酸の海の中で生きていける微生物など存在しないと考えられていました。外からうっかり迷い込んだ細菌が生き延びるチャンスがあるとしたら、すぐに胃を通過することだけです。胃にとどまって暮らすなんて不可能でしょう。

そんな常識をくつがえしたのがヘリコバクター・ピロリ菌の発見です。１９８３年に正式に報告されたときには世界中の科学者が驚きました。

その後の研究で、ピロリ菌は特殊な酵素を持っており、**自分の周囲をアルカリ性にして胃酸を中和しながら生活していること**が明らかになりました。粘液が胃の壁を守るのと同じ方法です。ピロリ菌が引き起こす胃の病気については第３章で説明します。

胃は脂肪と炭水化物をほとんど消化せず、ペプシンによる蛋白質の分解も途中までです。それよりも大きな仕事は、続く小腸で行われる消化の下準備です。胃液をしっかり分泌しながら、筋肉の蠕動運動によって食べものを攪拌《かくはん》し、粉々に砕き、こね回します。

空腹だとどうしてお腹が鳴るのか

胃酸とペプシンにより蛋白質の性質が変化するため、胃の内容物は次第にどろどろしたお粥のようになります。食事の内容にもよりますが、食べたものは胃に３〜５時間とどまるといわれています。

ここに関係するのが**人種による胃の形の違い**です。日本人の胃は、たいてい釣り針のように曲がった形をしています。縦に長いため逆流しにくく、出口が少し高い位置にあるため、食べたものをしっかりためて攪拌できます。その一方、欧米人の胃は、すっきりした形をしており、胃の内容物が腸にすみやかに移動できるのが特徴です。

日本人の胃がこんな形になったのは、**食物繊維を豊富に含む穀物を主食にしてきたから**と考えられます。食物繊維は強くて固い繊維なので、ここでしっかり砕いておかないと消化のさまたげになるからです。

これとは対照的に、欧米人は肉食が中心でした。蛋白質と脂肪は小腸に行けば問題なく消化できますから、大量に胃酸を出して胃での処理をすみやかに終えて、内容物を腸に早く送り出すほうがよいのです。

実際に**欧米人は胃酸の分泌量が日本人の2倍多い**とされ、胃の筋肉も分厚くて、内容物を力強く押し出します。食べてきたものに合わせて胃の形と機能が変化したということです。

さて、胃の蠕動に関してよくある質問が、「どうしてお腹が鳴るの?」というものです。あの音は胃が収縮することで起こります。しかし、食べたものを消化するために蠕動するのはわかるとして、何も入っていないのに胃が力いっぱい収縮するのは不思議ですね。

この原因はよくわかっていませんが、現在のところ、**次の食事に備えて胃を掃除してい**

ると考えられています。

内容物を十二指腸に送り出しても、胃の中は食べもののカケラや、はがれた胃の粘膜などで汚れています。そのため、胃がからになったときに思い切り収縮して、すっかりきれいにしておくのではないかというのです。ああ見えて、胃は意外にきれい好きなのです。

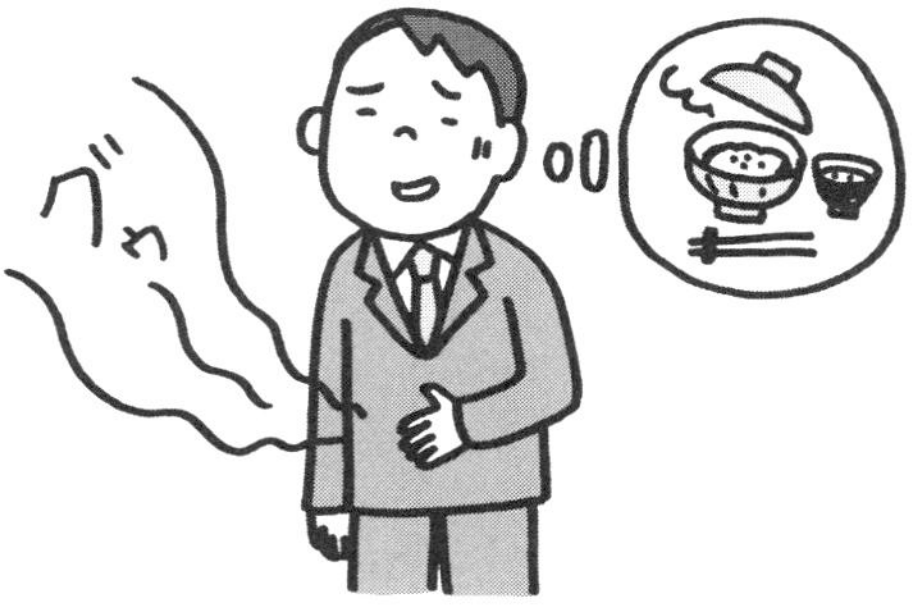

胃の仕事② 消化する量の調節

食べたものを攪拌しているあいだは、胃と十二指腸のあいだにある筋肉が収縮して、内容物が十二指腸にもれないようにしています。やがて、食べものがお粥のようになると、**筋肉がゆるんで内容物が少しずつ十二指腸に流れていきます。**

なぜ、一気に全部押し出さないのでしょうか？　それは、小腸での消化と吸収が大変な作業だからです。しかも、小腸は胃より直径がずっと狭いので、一度に大量の食べものが流れ込んでくると小腸での処理が間に合いません。そうなると、かえって栄養素を失うことになります。

だから胃は内容物をたくわえておいて、様子を見ながら、小腸が処理できる分ずつ流していると考えられます。

消化が大仕事なのは、**食べてすぐ走ると脇腹が痛くなる**ことからもわかります。消化、吸収をしっかり行うには大量の血液を胃腸に集中させる必要があるため、作業中は体の他の部分に流れる血液の量が少なくなります。

そんな状態で走って筋肉にまで血液を流さなければならなくなると、左の脇腹にあって血液を送り出している脾臓《ひぞう》に負担がかかって痛むのです。また、胃腸に十分な血液が流れなくなると消化不良になり、それが腹痛を招くともいわれています。

ちょっと意外ですが、**胃酸の分泌と、食べたものを小腸に送り出す力は、年齢を重ねても大きく低下することはない**ようです。消化と吸収は生存の基本なので、病気にならない限り、そこなわれないようにできているものと思われます。

胃の仕事③　侵入した微生物の殺菌

どんなに衛生に気をつけて調理しても、空気中にも微生物がただよっている以上、消化管への微生物の侵入を食い止めるのは無理でしょう。

でも、健康であれば胃の中で細菌が繁殖したり、キノコが生えたりするようなことはありません。胃には胃酸がたまっていて、食べものに付着した微生物が長く生きていける環境ではないからです。だから、ピロリ菌の発見が世界を驚かせたのですね。

ときどきニュースになるのが**アニサキスという寄生虫の感染**です。サバやイワシ、カツオ、サケなどの魚に幼虫が寄生していることがあり、魚を生のまま食べると幼虫が胃腸の壁に食らいついて、腹痛、嘔吐などの強い症状を起こします。新鮮な魚を生に近い状態で食べる習慣がある日本、オランダ、イタリア、グリーンランドなどで多く発生します。

アニサキスの幼虫は胃酸で弱るものの、1日から数日くらいは生きていますし、幼虫に対するアレルギー症状があらわれる人がいるのもやっかいなところです。魚はしっかり加熱するか、いっそのこと完全に凍らせたものを解凍してから食べてください。

胃は全部取っても問題ないのか

このように、胃は消化管の最前線で重要な役割をになっていますが、ここで不思議に思いませんか。胃がんや胃潰瘍などの病気を治療するために、胃を手術ですべて取ってしまうことがあります。でも、こういう人たちもちゃんと食事をして元気に生活していますね。もしかしたら、胃は切ってもまた大きくなるのでしょうか？

残った胃がもとの形に戻ることはありませんが、胃がなくても十分生きていけます。ただし、**胃を取った患者さんは日ごろから気をつけなければいけない**ことがあります。

食べたものが一度に小腸に入るため、普通に食べると小腸の受け入れ能力を超えてしまいます。こうなると栄養素を十分吸収できないだけでなく、小腸の蠕動運動が活発になりすぎて、血圧や血糖値が大きく変動するなどの不快な症状が起こります。

また、胃と食道のあいだの逆流を防ぐしくみが働きにくくなって、逆流性食道炎を発症することもあります。

これらの症状をやわらげるために、こういう人は何回かに分けて食事をし、食べものがどろどろになるまでよく噛むよう指導されます。**口に胃の代わりをさせる**わけですね。

手術のときに、十二指腸の先にある空腸《くうちょう》の一部を切り取って小さな袋のようなものを作り、食道と十二指腸のあいだにつないで胃の役割をさせることもあります。内容物を少しでもためられるようにするためですが、必ずしも効果があるとは限らないようです。

胃を取ってしまうと、栄養素の吸収の問題も起きてきます。たとえば**ビタミンB_{12}は、胃で作られる物質の助けがないと小腸で吸収することができません。**ビタミンB_{12}は酸素を運ぶ赤血球を作るのに必要な栄養素なので、不足すると貧血を招きます。胃を切除すれば鉄の吸収も悪くなるため、貧血には注意が必要です。

さらには、骨を強くするカルシウムとビタミンDの吸収が低下することで、骨粗鬆症《こつそしょうしょう》の心配も出てきます。そのため、胃を取った人は病院で定期的に血液検査を受けて、ビタミンB_{12}、鉄、カルシウムなどが足りているか確認しています。

胃だけでなく、食道も全部取ることができます。たいていは**胃を細く縫い縮めて管のようにして、これを引き上げて喉につなぎます。**

食道の仕事は食べたものを胃に運ぶだけなので、胃とくらべると取っても問題が起きにくそうに思えますが、喉の部分にうまくつないでも、食べたものが気管に入る誤嚥が発生しやすくなるようです。さまざまな工夫をしても、本物の臓器の代わりをさせるのは難しいということです。

消化の主役は膵臓である

さて、食べたものは胃で十分に攪拌され、お粥のようになって十二指腸に送られます。十二指腸は小腸の一部で、胃にもっとも近いところにあります。

長さは約25センチメートルで、十二指腸という名前は、**手の指を横に12本ならべたくらいの長さ**があるとしてつけられました。医学の世界では、長さの目安として指一本の幅を「横指《おうし》」という単位であらわして、「直径は三横指」のように言うことがあるからです。

十二指腸の先には空腸と回腸《かいちょう》があり、この三つを合わせて小腸と呼んでいます。空腸の長さは約2・3メートル、回腸は約3・5メートルですから、こう見ると十二指腸は短いですね。第1章で説明したように、**消化、吸収のおもな舞台は小腸**で、炭水化物、蛋白質、脂肪の大部分、そして水のほとんどが小腸で吸収されます。

消化と吸収の舞台に最初に登場するのが胆汁と膵液です。それぞれ肝臓、膵臓で作られて、胆汁は肝管を通り、途中で胆嚢にたくわえられたあと、今度は胆管を流れて十二指腸へ。膵液は膵管を通って、やはり十二指腸へ流れてきます。

舌を噛みそうな名前は気にせずに、図9を見て確認しましょう。肝臓と胆嚢、そして膵臓からきた細い管が、一緒になって十二指腸につながっていますね。

図9　十二指腸、肝臓、膵臓が連携して脂肪を消化する

肝臓で作られる胆汁と、膵臓が分泌する膵液は十二指腸の同じ場所に出てきて、協力して脂肪を分解します。下の図では十二指腸の壁の一部を切り取って、胆管と膵管の出口が見えるようにしてあります。

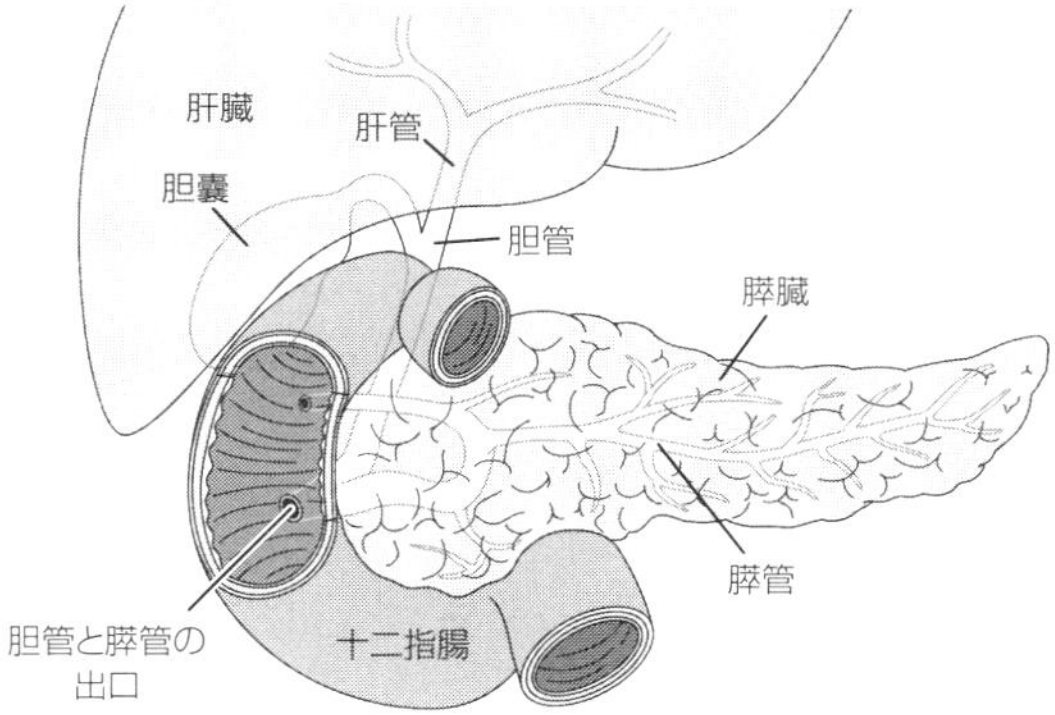

とくに重要なのが膵液です。膵液は一日に500ミリリットルのペットボトルにして1本から1本半程度作られています。さまざまな消化酵素を含んでいるため、膵液一つで炭水化物、蛋白質、脂肪の三大栄養素をかなりのところまで消化できます。

それだけではありません。食べたものは胃酸が混ざった状態で十二指腸にやってくるため、この段階では強い酸性です。でも大丈夫。膵液はアルカリ性なので、**胃酸を強力に中和して、小腸と、その下流にある大腸を守っています**。胃の粘液と同じしくみですね。

これに加えて、膵臓は血糖値を下げる

インスリンと、その反対に血液中のブドウ糖を増やすホルモンも作っています。膵臓は平均で長さ15センチメートル、幅3センチメートルで、小ぶりのバナナくらいの大きさです。たった一個でこれだけの仕事をこなしているのですから、食べ過ぎ、飲み過ぎで負担をかけないようにしてください。正面から見ると胃の後ろにかくれているため、**病気になっても発見しづらい**ことがあります。

脂っこいもので胃がもたれるのはなぜ?

一方、胆汁の任務は脂肪の分解を助けることです。膵液はさらさらした透明な液体で、そのまま脂肪と接触しても脂肪が膵液をはじいてしまいます。そこで登場するのが胆汁です。胆汁には石鹸《せっけん》と同じく、水と油を結びつける性質があります。

石鹸が油汚れと水を結びつけて汚れを落ちやすくするのに対し、脂肪の消化においては、胆汁が膵液と脂肪を結びつけることで、**膵液の中の消化酵素が脂肪を分解できるようにしています**。これをちょっと難しい言葉で界面活性《かいめんかっせい》作用といいます。

肝臓は一日に1リットルもの胆汁を休みなく作っています。肝臓と十二指腸をつなぐ管の途中には、鶏の卵を縦に少し引きのばしたような形の胆嚢があって、胆汁をたくわえ、濃縮しています。

脂肪を含む食べものが胃から入ってきたのに気づくと、十二指腸は特殊なホルモンを分泌して胆汁と膵液を呼び寄せますが、このとき胃に働きかけて胃の動きをおさえます。脂肪の消化には時間と手間がかかるので、**次の食べものが流れてこないようにするため**です。脂っこいものをがっつり食べると胃がもたれるのは、この**ホルモンが胃の蠕動を必死で止めるから**です。

食べたものは、通常は約3〜4時間で小腸を通過するのに対し、**脂肪が多いと10時間以上かかる**こともあるようです。とくに日本人は、欧米人とくらべて脂肪の消化酵素の量が少ないとされ、脂肪の分解にさらに時間がかかります。胃腸薬を飲むより先に、胃腸に無理をさせないようにしてください。

さて、いよいよ十二指腸で消化が始まると、胆嚢は「今だ！」とばかりに収縮して、たまった胆汁を吐き出します。すると十二指腸で待ち構えていた膵液が働いて脂肪を分解するのです。

息がぴったり合っているのは、肝臓と膵臓がもともと十二指腸の壁がくぼんでできたものだからです。図9をもう一度見てください。魚にカエル、鳥、ヘビ、ネズミから人まで、お腹の臓器の形や位置は動物によってさまざまですが、膵臓と肝臓はかならず十二指腸につながっています。

消化管の出血、口から出るか、お尻から出るか

肛門からの出血を医学用語で下血《げけつ》、口からの出血を吐血《とけつ》といいます。消化管で出血したときに、**血がどちらから出てくるかは何か決まりがあるのでしょうか。**

吐血の原因としてもっとも多いのが胃潰瘍と十二指腸潰瘍です。同じ小腸でも、十二指腸より出口に近い空腸と回腸、そして大腸の出血が口から出てくることはありません。口まで遠いからではなくて、十二指腸から空腸に続く場所がつり下げられたように持ち上がっていて、ここを乗り越えることができないからです。

69ページの図9をもう一度見てください。カーブを描いて進んできた十二指腸が、最後のところで、きゅっと持ち上がっています。ここが**消化管の分水嶺《ぶんすいれい》**です。

ただし、口から血を吐いても、消化管からの出血とは限りません。なぜでしょうか？

そうです、**肺を含む気道から出てきた可能性がある**のです。こういう出血を喀血《かっけつ》といい、昔の小説には結核患者が喀血する場面がよく出てきました。

血が胃にしばらくたまってから出てくると、胃液の作用を受けて色が黒っぽく変化して、コーヒーの出がらしのようになります。しかし、胃液が働くには時間が多少かかるため、出血してすぐ吐血すれば赤いままです。

肛門から出てくる下血は、消化管のどこの出血でも起こります。こちらも、胃にたまった血は黒い色をしていますが、大腸からの出血でも場所によっては黒っぽくなるので、色だけで「胃潰瘍だな！」と判断することはできません。

この他に、尿路で起きた出血は必ず尿と混じるので血尿といい、女性の生殖器からの出血は、正常な生理と区別して不正出血と呼んでいます。

空腸と回腸で消化の総仕上げ

再び消化の流れを追いましょう。十二指腸で処理された食べものは、続いて空腸、回腸に進みます。

どちらも変わった名前ですが、空腸は内容物が速いスピードで通過するため、**亡くなった人を解剖すると中がからっぽなことから空腸と名づけられました。**直径は4センチメートルくらいあります。回腸の「回」は回転の「回」で、お腹の中でぐるぐる曲がりくねっ

図10　小腸粘膜の面積はテニスコート一面に匹敵する

左の図は小腸の壁の一部を切り取って、中が見えるようにしたものです。右の拡大図に示すように、大きなひだの表面に小さなひだが無数にあります。表面積を広げることで栄養素の吸収量を高める例には、他に植物の葉や海藻があります。

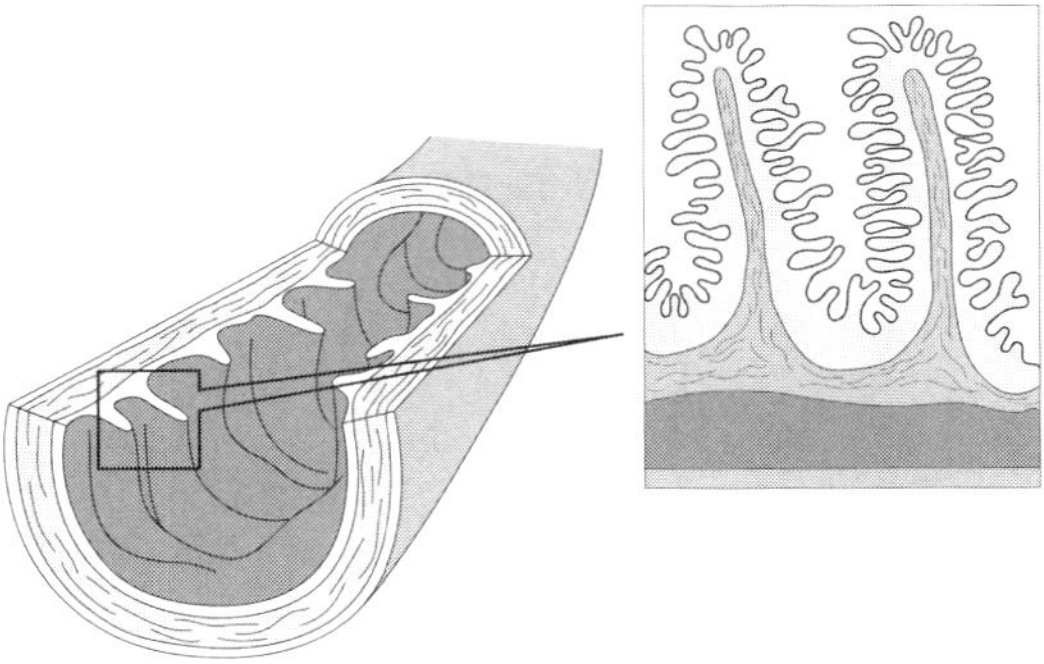

た腸という意味です。

食べたものは十二指腸で大部分消化されているとはいえ、まだ吸収できる状態にはなっていません。最後の仕上げはここからです。

十二指腸ならびに空腸、回腸の粘膜には、高さが3〜10ミリメートルくらいのひだが横向きに走り、じゃばらのようになっています。さらに、その表面に長さ1ミリメートルにも満たない細かい毛のようになった粘膜が無数に突きだしています。これは絵にしたほうがわかりやすいでしょう。図10を見てください。

これらのひだをすべて広げると、**テニスコート半分から一面に近い面積**になるといわれています。ここで小腸は二つの仕事をしています。

小腸の仕事① 栄養素の吸収

小腸に細かいひだが多数あるのは、表面積が広ければ、それだけたくさん栄養素を吸収できるからです。空腸と回腸は腸液《ちょうえき》という液を一日に1・5〜3リットルも作っていますが、不思議なことに腸液には消化酵素が入っていません。

では消化酵素はどこにあるのかというと、粘膜の細胞の中にたまっています。上流からやってきた栄養素が粘膜に触れると、消化酵素の力で栄養素を消化して、そのまま細胞の中に吸収します。

なぜ、十二指腸のように管の通路で消化しないのでしょうか?

その理由として考えられているのが、こうすれば、**せっかく消化した栄養素を、小腸に住んでいる腸内細菌に横取りされずにすむ**ことです。粘膜で消化して、すぐ吸収してしまえば、手の出しようがないですからね。

こうやって炭水化物も蛋白質も脂肪も最終段階まで分解され、小腸の粘膜細胞に吸収されます。**食べたものが、ここで初めて「体の中」に入る**わけです。ビタミンとミネラルも大部分が小腸で取り込まれるので、小腸を手術で全部取ってしまうと栄養素を吸収できなくなってしまいます。小腸はまさしく「消化管で一番の働き者」なのです。

吸収された栄養素と水はどこへ行く？

小腸で吸収された栄養素は、血管の中を流れて肝臓に運ばれます。ここで肝臓の説明をしておくと、肝臓は重さがおよそ1〜1・5キログラム、ノートブックパソコンぐらいある**人体最大の臓器**です。さまざまな酵素をたくみに使い、わかっているだけで500種類以上の複雑な化学反応を行っています。

肝臓は病気になっても、すぐには症状が出ないため、「沈黙の臓器」といわれることがあります。体の大きな頑張り屋さんなのですね。

消化と吸収に関しては胆汁を作るくらいで、あまり深くはかかわっていませんが、吸収した栄養素を実際に利用できるようにするには肝臓での処理が欠かせません。小腸から運ばれてきたアミノ酸は生体活動に必要な蛋白質に作り直され、ブドウ糖は不足したときに備えてグリコーゲンという物質になってたくわえられます。

また、肝臓は体内のコレステロールの大部分を作っています。「よけいなことしないで！」なんて言わないでください。**コレステロールは体内で重要な働きをしています。**

血管を強くしなやかにし、細胞を一個一個包む膜や、男性ホルモン、女性ホルモンなどの原料になり、脳神経の働きにも深くかかわっています。少なければ少ないほどよいわけではないのです。

では、小腸で吸収された水分はどこに行くのでしょう。暑い日に冷たい水をきゅっと飲むと、胃にしみ渡るような気がしますが、実際には小腸まで流れて行って、ほとんどが小腸で吸収されます。

吸収された水は血管に入って全身をめぐり、やがて腎臓にさしかかります。腎臓は背中の腰のあたりに左右1個ずつあって、握りこぶしくらいの大きさです。一日に**大きなドラム缶1本ほどの大量の血液**が腎臓を通過しており、ここで尿が作られます。

尿は、体内であまった水に、いらない物質が溶けてできています。一日にどれくらい出ていると思いますか？　2リットル？　3リットル？　それはちょっと多いですね。健康な人の平均は、一日だいたい1～1・5リットルといわれています。

小腸の仕事② 外敵の侵入防止

小腸の働きに話を戻しましょう。小腸の粘膜にはリンパ節がたくさんあります。リンパ節、おぼえていますか？ リンパ管の途中にあって、免疫細胞が集まっているのでしたね。小腸には全身の免疫細胞の半分以上が存在し、その数は数千億から1兆個にのぼるといわれています。なぜ、こんなところに免疫細胞が固まっているのでしょうか？

ここに「ちくわ」が関係しています。人の体は「ちくわ」のようになっていて、消化管は体の外にある深い「くぼみ」です。細菌、ウイルスなどの**危険な微生物がいくらでも入ってくる**ため、外敵の侵入を防ぐ必要があるのです。

とはいえ、小腸のもっとも大切な仕事は栄養素の吸収です。なんでもかんでも攻撃して、必要な栄養素まで追い出すようなことがあってはいけません。栄養素だけでなく、腸には健康に役立つ腸内細菌も住んでいます。こういう細菌を攻撃しては困るわけです。

こんなことが起きないようにするために、外敵退治のプロである免疫細胞が集まって、体にとって有益なものか有害なものかを的確に判断し、**有害なものだけを取り除いている**と考えられます。

小腸がんが少ない理由

小腸の粘膜には免疫細胞が集まる場所が点々とあり、顕微鏡で見ると小さなくぼ地のようになっています。免疫細胞は小腸の通路であやしい物質を見つけると、くぼ地にわざわざ誘導します。

単に処理するためだけでなく、**体にとって有害な物質はどういうものか、免疫細胞が集まって学習する**ためでもあるようです。一部の免疫細胞には学習能力があり、よりよい仕事をするために勉強を重ねているわけです。

小腸は長さでいうと、口から肛門まで続く消化管の約75パーセントを占めています。しかし、がんが非常に少なく、**消化管に発生するがんのうち、小腸に発生するのは5パーセントもない**とされています。男性に限れば、小腸がんの発症率は胃がんの50分の1以下というデータがあります。

この原因は完全には解明されていないものの、空腸、回腸は内容物が速く通過するので、発がん物質と接触する時間が短いこと、小腸の粘膜の細胞が3日くらいで生まれ変わるため、がん細胞ができても大きくなる前にはがれ落ちること、そして、がん細胞が小さいうちに免疫細胞が取り除いてくれることなどが考えられています。

また、小腸は加齢の影響を受けにくく、内容物が通過する時間も、小腸のひだの形も、栄養素の吸収も、健康であれば、かなりの年齢になっても若いころとあまり変わらないことが示されています。生存に欠かせない機能は、ずっと守られるようにできているのです。

大腸の入口は魔法の扉のよう

消化管の内容物は次に大腸に進むことになりますが、ここにも関門があります。この部分では口に向かう逆方向の蠕動運動が起きていて、**内容物の移動にブレーキがかかります**。そのうえ、大腸の入口には特殊なひだがついており、普段はぴったり閉じています。まるで、『千夜一夜物語《アラビアンナイト》』か現代のファンタジー小説に出てくる魔法の扉のようです。

こんなに厳重に閉ざされているのは、小腸で十分に消化、吸収する前に内容物が大腸に流れ込むのを防ぐとともに、大腸には有害なものを含めて細菌がたくさん住んでいるため、細菌の小腸への侵入をさまたげる意味があると考えられています。

扉を開けるのに呪文は不要で、小腸での消化、吸収をすっかり終えた内容物の量が増えると、ひだが開き、正しい方向の蠕動が強くなって内容物は無理なく大腸に移動します。その背後で、また扉が閉まるのです。小腸と大腸の境は、おへその右下にあります。

大腸にはいくつか部屋がある

大腸は長さが約1・6メートルで、直径は小腸より大きく5〜7センチメートルありま す。かなり太いですね。正面から見るとお腹の中を左下から時計回りに一周しており、大腸の大部分を占める結腸《けっちょう》と、出口のすぐ手前にある直腸に分けられます。盲腸は結腸の始まりの部分にあたり、結腸の一部になっています。

結腸はここから上行《じょうこう》結腸、横行《おうこう》結腸、下行《かこう》結腸、S状結腸をへて、直腸、肛門につながります。医学用語がぞろぞろ出てきましたが、**大腸にはいくつか部屋があるんだな**、くらいに考えてください。大腸の間取りを82ページ、図11の左にかかげました。

盲腸の「盲」という字には行き止まりという意味があります。結腸に入った内容物は上行結腸に進みますが、盲腸はこれとは反対方向に5、6センチメートル伸びていて、その名のとおり行き止まりの袋になっています。間取り図の左下のあたりを見てください。

第1章で述べたように、炎症が起きるのは盲腸ではなく、盲腸から飛び出した虫垂《ちゅうすい》です。健康な虫垂は長さが約6〜8センチメートルくらい、太さが1センチメートル足らずで、スティックシュガーを半分に折ったくらいの大きさです。

図11　人とウサギの盲腸はこんなに違う

左の図は人の大腸で、回腸から続く部分の壁を切り取って中が見えるようにしてあります。回盲弁《かいもうべん》は、回腸と盲腸の境にある特殊なひだのことです。ウサギは人と異なり、右の図に示すように盲腸が大きく発達しています。

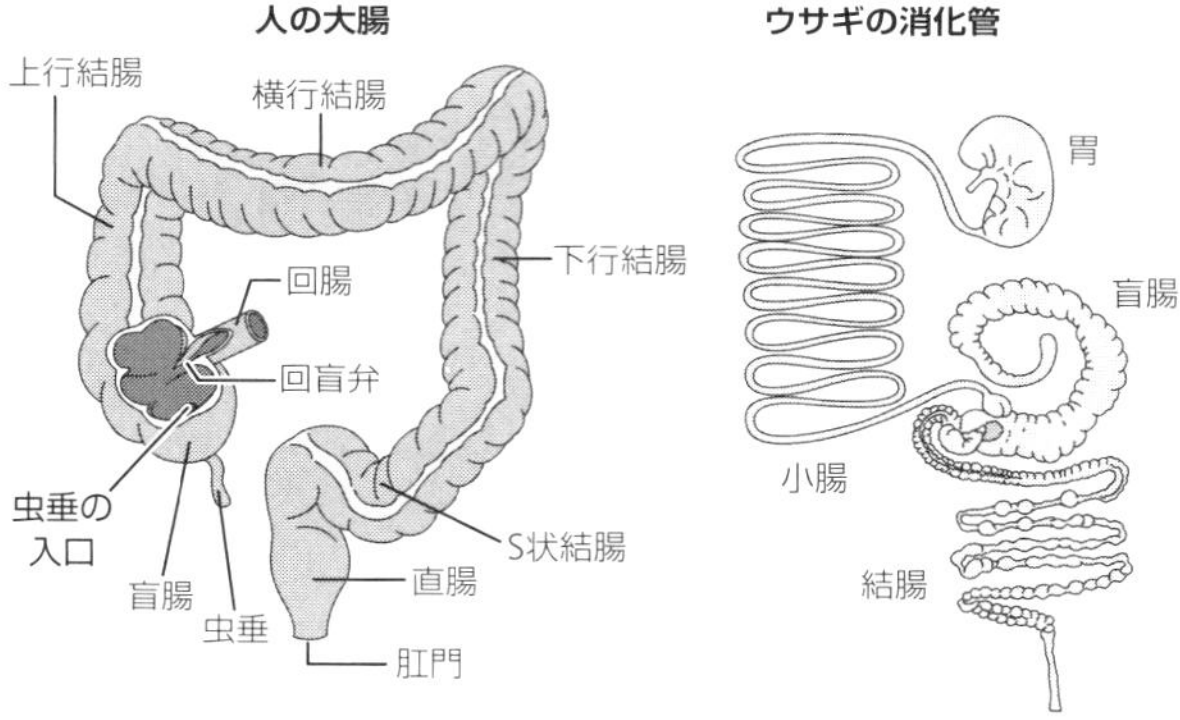

（"Comparative physiology of the vertebrate digestive system", Stevens CE, Cambridge University Press、『図解内臓の進化』岩堀修明〈講談社〉より）

魚やカエルなどの動物には盲腸がなく、**人の盲腸も特別な役割は果たしていない**と考えられています。

これに対して、草食動物である**ウサギは大きな盲腸を持ち、そこに腸内細菌がたくさん住んでいます。**図11の右がウサギの消化管です。盲腸が胃の2倍くらいありますね！　腸内細菌の力をかりて植物に含まれる食物繊維を消化し、エネルギー源にしているのです。

さて、人の結腸はお腹を1周して、下腹部の中央で直腸につながります。直腸は長さが20センチメートルくらいで、ほぼ垂直になっており、真下に肛門があります。消化管の長い旅も終わりが近づいてきました。

出口に近づいたことでできる検査もあります。男性は直腸の手前に膀胱と前立腺があるため、医師が指を肛門から直腸に入れて、前立腺が腫れていないか調べることができます。ぎょっとしたかもしれませんが、大事な検査です。


さて、大腸の粘膜にもひだがたくさんありますが、小腸と違って細かい毛のような構造はなく、ひだを全部広げた面積はテニスコートの半分くらいです。十分広いとはいえ、小腸ほどの面積はありませんね。

栄養素と水の吸収は小腸で8割がた終わっていて、大腸では小腸で吸収しきれなかった分だけ吸収すればよいからです。腸腺も存在するものの、出てくるのは大部分が粘液で、小腸と同じく消化酵素はほとんど含まれていません。

となると、大腸は何をしているのでしょうか？　おもな仕事は三つあります。

大腸の仕事①　便を作って貯蔵する

水っぽい状態で小腸から送られてきた内容物は、大腸を進むにつれて水分が減って次第に固くなります。体の右半分から左半分に移るころには泥のようになり、結腸の最後にあたるS状結腸では通常の便とほぼ同じ固さになっています。

結腸という名前は、内容物が次第に固まることに由来するといわれています。「結」には「ばらばらだったものが一つに固まる」という意味があるからです。結集とか団結の「結」ですね。

こうしてできあがった便は、通常はS状結腸にとどまっていて、これが一日に3～4回起きる強い蠕動によって直腸に送られると、初めてトイレに行きたくなります。

朝食後にトイレに行く人が多いのは、胃から大腸に信号が伝わるからです。食事をすると胃の壁が押されて広がります。この刺激により小腸と大腸の境にある特殊なひだが開き、内容物が小腸から大腸に送られます。このとき大腸全体に強い蠕動が起きて、S状結腸にたまっていた便が直腸に進み、直腸が「トイレの時間だ」と合図するのです。

肛門には筋肉がいくつもあるため、ある程度は自分の意思で先延ばしにできますが、**「行きたいな」と思ったらタイミングをのがさずトイレに向かうべき**でしょう。日本人一人が一日に排出する便の量は平均200グラムくらいです。

大腸の仕事② 腸内細菌のすみかとなる

腸内細菌の数は数百兆個にのぼり、おもに大腸に住んでいます。「腸内細菌叢《そう》」とか「腸内フローラ」といえば腸内細菌全体のことで、**叢は草むら、フローラは花畑という意味です。**腸の粘膜にある細かいひだが、どこまでも続く花畑のように見えることから名づけられました。多種多様な細菌はここで暮らしています。何だか幸せそうです。

大腸の細菌と聞くと大腸菌が頭に浮かびますが、大腸菌は1000種類以上いる細菌のなかの一つに過ぎません。大きく分けると善玉菌と悪玉菌、そして日和見《ひよりみ》菌というグループがあり、通常は善玉菌が20〜30パーセント、悪玉菌が10パーセント、そして日和見菌が60〜70パーセントを占めています。

腸内環境はこれら三つのグループのバランスで決まり、善玉菌が多いほうがよいわけです。半分以上を占める日和見菌は、善玉菌と悪玉菌のうち、勢いがあるほうにつくという、ちょっと困った性質があるので、**つねに善玉菌を優勢にして日和見菌を味方につけておく**ことが大切です。

大腸の仕事③ 全身の免疫機能と関係する

大腸の粘膜は粘液でおおわれているうえに、小腸と同じくリンパ節がたくさんあって、悪い微生物が粘膜を通り抜けて体内に入り込まないようになっています。

それだけではなく、近年、**大腸が全身の免疫機能とかかわっている**ことが明らかになってきました。腸内環境が良好だと、消化管や、お母さんの母乳が持つ免疫機能が高まるようなのです。

この逆に、腸内細菌のバランスが乱れたり、健康であれば少ないはずの細菌が幅をきかせたりすると、腸だけでなく全身の免疫機能が強くなり過ぎて、さまざまなアレルギー性の病気、がん、肥満、糖尿病などの発症率が上がります。

免疫機能が強くなるなんて、むしろいいことなんじゃないの？　と思うかもしれませんが、何ごともやり過ぎはまずいのです。アレルギーは、スギ花粉やホコリなどの本来は無害な物質を免疫細胞が有害と判断して、攻撃することで起こります。

また、相手が病原菌であったとしても、**過剰に攻撃すると、周囲の正常な組織に被害がおよぶ**でしょう。特撮映画で、巨大な正義のヒーローが怪獣と戦いながらビルを破壊する場面を思い出してください。こんなことを防ぐために、腸内細菌が免疫細胞の攻撃力をうまく調節していると考えられます。

腸内細菌も免疫のしくみも、調べれば調べるほど複雑で、驚くような発見が続いています。消化管の通路は体の外ですから、腸内細菌も体の外にいることになりますが、さまざまな形で体内の健康と深く結びついているわけです。

では、腸内細菌のすみかである大腸を手術ですべて取ってしまったら、どんなことが起きるでしょうか。

大腸全体を取り除き、小腸の端を肛門につなぐ手術はときおり行われており、患者さんは元気に生活しています。水分の吸収が不十分になるため便がやわらかくなって、トイレに行く回数が増えますが、個人差はあるものの、手術から日がたつにつれて症状はある程度落ち着きます。手術直後に激減した腸内細菌の数も次第に増加します。

なぜでしょう？　小腸でも水分の吸収は行われており、小腸にも腸内細菌がいましたね。**大腸を取ってしまうと、小腸が頑張って大腸の機能を肩代わりしようとする**のです。ただ、これには長い期間がかかりますし、最終的にどこまで肩代わりできるのかは、よくわかっていません。

消化管は体の外でありながら、消化、吸収という、生存においてきわめて重要な機能を持ち、さらに腸内細菌のすみかとなることで体全体の健康に大きな影響をおよぼしています。それだけに、ちょっとした無理が長引く不調や、つらい症状を引き起こすことがあります。

続く第3章では、生活習慣と老化による消化管のトラブルについて見ていきます。

第3章

その生活習慣が胃腸を傷つける

熱過ぎるもの、辛過ぎるものにはご用心

「喉元《のどもと》過ぎれば熱さを忘れる」ということわざがあります。苦しいことがあっても、過ぎてしまうとすっかり忘れて同じことを繰り返すとか、苦しかったときに受けた恩を軽んじるという意味です。

この表現のとおり、熱いものを飲み込んで熱いと感じるのは食道の喉に近い部分までです。残りの**食道、胃、小腸、大腸には熱さを感じる神経がない**ため、熱いという感覚がありません。昔の人は経験からこのことを知っていたのでしょう。お茶を飲むとお腹がぽかぽか温まるのは、消化管の周囲の組織が温かさを感じるからです。

茶粥《ちゃがゆ》という関西地方の郷土料理をご存じでしょうか。ほうじ茶に米を入れて炊いたお粥で、奈良の大仏を建立した聖武天皇の時代にはすでに食べられていたようですから、１３００年以上の歴史を持つ料理です。

少し前まで、熱い茶粥を食べる地域は食道がんが多いことが知られていました。茶粥が悪いのではなく、**熱いまま流し込むことで食道の粘膜が傷ついて、そこにがんが発生した**と考えられます。

少し詳しく説明すると、熱い食べものによって食道の粘膜にやけどをすると、やけどを治そうとして粘膜の細胞が活発に分裂します。これを繰り返すうちに、**異常な遺伝子を持つ細胞**ができてしまい、ここからがんが発生しやすくなります。

熱いもので口の中や喉のがんが増えるというデータが見当たらないのは、熱さを感じて、すぐに飲み込むからでしょう。

よく似た話に唐辛子による胃がんがあります。料理に唐辛子をよく使うメキシコで行われた調査によると、**唐辛子を大量に摂取する人は、そうでない人とくらべて胃がんの発症率が1・7倍高かった**そうです。このとき調べたのはハラペーニョという青い唐辛子でした。唐辛子の仲間のなかでは辛さは中くらいで、タバスコよりずっとおだやかです。

唐辛子の辛味成分であるカプサイシンは、少量だと胃の粘膜の血のめぐりをよくして粘膜を守る働きがありますが、大量に摂取すると粘膜を刺激し、荒らしてしまいます。研究者らは、**唐辛子はあくまでもスパイスとして少量もちいるだけにすべきだ**と述べています。

また、コショウやショウガの辛味成分もカプサイシンに似た作用を持つため、摂取し過ぎると胃の粘膜に悪影響をおよぼすおそれがあるようです。

図12　塩分摂取量が多い人ほど胃がんになりやすい

塩分の摂取量をもとに参加者を5つのグループに分けて、その後10年のあいだに胃がんになった人の割合を調べました。下のグラフは塩分摂取量がもっとも少ないグループの胃がんの発症率を1として比較しています。

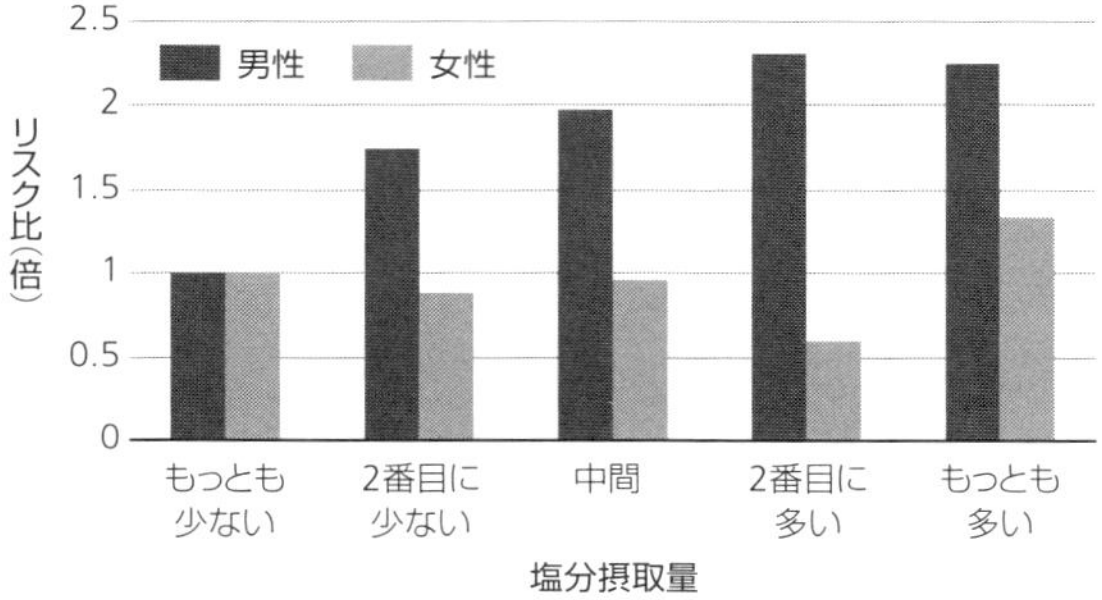

（Tsugane S *et al., Br J Cancer.* 2004 Jan 12;90(1):128-34.より）

塩分摂取が多いと胃がんが増える？

日本で昔から健康問題を起こしてきたのが塩です。塩分を摂り過ぎると血圧が上がりますが、困ったことに胃がんも招くのです。

秋田や山形、新潟など、北〜東日本の日本海側は塩分の摂取量が多く、胃がんの発症率が高い地域です。冬場は雪が多いために昔は新鮮な食材が手に入りにくく、**魚も野菜も、干したり、塩漬けにしたりして保存する習慣**がありました。こうして作られた味の好みが今も受け継がれているものと思われます。

実際に、塩分摂取量と胃がんの発症率の関係を10年にわたって詳しく調べた大規模な調査からは、塩分の摂取量が増えるにつれて胃がんの発症率が上がり、摂取量がもっとも少ないグループとくらべると最大で2・3倍高くなることが示されています。この調査結果をグラフにしたのが図12です。**とりわけ男性でこの傾向が明らか**でした。

塩で胃がんになるのは、塩が胃の粘膜を荒らすからと考えられています。手が荒れると、わずかな刺激でヒリヒリ痛むのと同じく、荒れた粘膜は有害物質やピロリ菌の影響を受けやすくなります。

日本人の多くがカフェインに弱い遺伝子を持っている

さて、胃を荒らすといわれる食品の定番がコーヒーです。インターネットなどで、「コーヒーで胃が荒れるというのは誤解です」などの説明を見かけることがありますが、実際はどうなのでしょうか。

コーヒーに**胃を荒らすおそれのある成分が入っているのは確か**です。カフェインと、コーヒーの苦味成分であるクロロゲン酸には胃の粘膜を刺激して胃酸の分泌を増やす性質があるため、胃の粘膜が傷ついてもおかしくないでしょう。

下痢を招く作用もあることから、たとえば欧州食品安全機関（EFSA）は、カフェインの摂取を一日に400ミリグラム未満、**通常のコーヒーでいうと4~5杯までに**するよう提言しています。日本の厚生労働省は今のところ基準を定めていません。

問題は、カフェインが体に与える影響は個人差が大きいことです。ここには遺伝子の違いがかかわっていて、日本人を含むアジア人は、カフェインで不快な症状が起きやすいタイプの遺伝子を持つ人が半数にのぼるとされています。

これに対して、欧米の白人はカフェインが合わない人は少数派です。先にあげたEFSAの基準は、基本的にカフェインに強い白人向けの数値です。

カフェインに対する強さを簡単に調べる方法はないため、日本人がコーヒーを一日何杯までなら飲んでよいのか、線を引くのは簡単ではありません。大切なのは、**数字より自分の体調を信じる**ことでしょう。胃の不調をおぼえるとか、なんとなく気が進まないのなら、やめておけばよいのです。

カフェインはコーヒーだけでなく緑茶、紅茶、ウーロン茶、そして最近流行のエナジードリンク、高カカオチョコレートにも入っていますから、コーヒーが合わない人は気をつけてください。

タバコの煙は消化管にも流れ込む

食べものに含まれる刺激物とは別に、同じく体にとって刺激となるのがタバコです。タバコの煙には、発がん性物質を含めて有害物質が200種類以上含まれています。喫煙といえば肺がんというイメージがありますが、煙は気道を通って肺に出入りするため、**肺につながる口の中、喉、気管などの気道全体にがんが発生**します。

さらに、4万〜4万5000人を対象に、10年ないしそれ以上にわたって実施された調査研究によると、喫煙者は非喫煙者とくらべて食道がんの発症率が約4倍、胃がんも1・6倍から最大で2倍上がります。気道と食道の分かれ道はぴったり閉じているわけではないので、タバコの煙が食道を通って、胃まで流れているのです。

ときどき、「自分は喉だけで吸っているから肺がんの心配はない！」と断言する人がいますが、煙相手にそんなことは難しいでしょうね。

喫煙すると**胃潰瘍の発症率も3・4倍高くなります**。煙に含まれる有害物質ニコチンには、血管を収縮させて血液を流れにくくする作用があります。その威力はすさまじく、タバコを一本吸うだけで、肺から血液に溶け込むニコチンによって収縮期血圧、いわゆる上の血圧がすぐさま20水銀柱ミリメートル跳ね上がるほどです。

胃の粘膜を流れる血が少なくなれば、胃酸やピロリ菌の攻撃から胃の壁を守る働きが低下します。そのため、同じようにピロリ菌に感染していても、喫煙者は非喫煙者とくらべて胃がんの発症率が約1・6倍高くなります。**ピロリ菌の害が出やすくなる**のですね。胃がんになるのは時間の問題といえそうです。

有害物質は血流に乗って全身に回る

胃がんは日本を含む東アジアで非常に多く、欧米で少ないがんです。国際がん研究機関（IARC）の推計によると、2018年に胃がんの発症率が世界一高いのは韓国で、モンゴルが2位、日本が3位、以下、中国、ブータン、キルギスタンの順でした。日本は昔から胃がんが多く、1998年に肺がんに抜かれるまでは、日本人のがんによる死亡の1位はずっと胃がんだったのです。

近年では、ピロリ除菌の普及や、塩分摂取量の減少、喫煙率の低下によって、胃がんの発症率は男女ともに下がってきています。

けれども、2018年にあらたにがんと診断される人の数を、国立がん研究センターが発生場所別に予測した統計を見ると、男性は多い順に胃、大腸、肺、女性は乳房、大腸、胃で、男女合わせると**1位が大腸、2位が胃、3位が肺**となっています。現代でも胃がんは大きな脅威なのです。

なぜ、がんを「予測する」のかというと、日本のがん統計は4〜5年遅れで公表されるからです。そのため、過去のデータをもとに、現時点でのがんの発症率と死亡率の予測が行われています。ぴったり正確ではありませんが、目安にはなります。

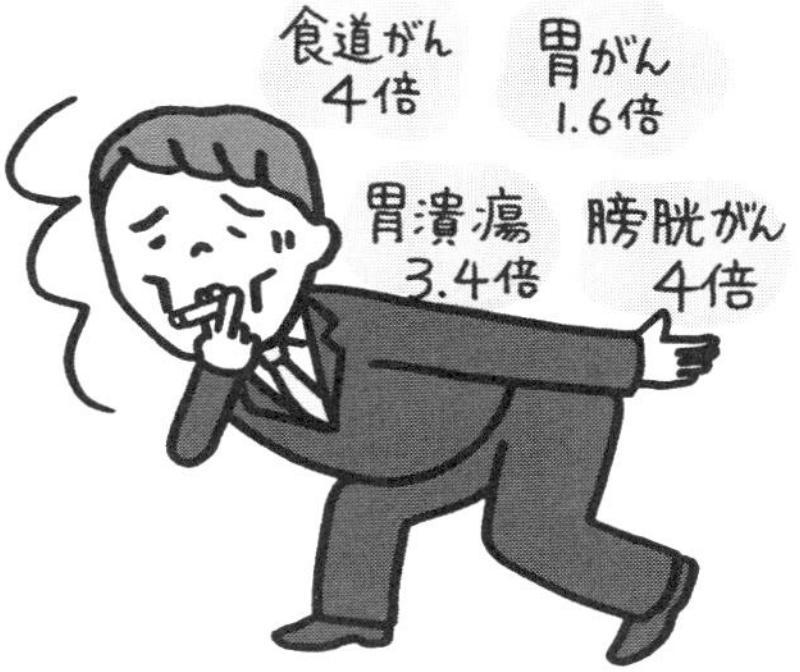
食道がん
4倍
胃がん
1.6倍
胃潰瘍
3.4倍
膀胱がん
4倍

　さて、喫煙が怖いのは、煙に含まれる有害物質が肺から血液に入って全身を回ることです。これにより、**煙に直接触れることのない肝臓、膵臓、膀胱、子宮でも、がんの発生を促す**ことが明らかになっています。

　とくに**膀胱がんはタバコが最大の原因**で、喫煙者は非喫煙者とくらべて発症率が4倍も高くなります。膀胱は腎臓で作られた尿をたくわえるのが仕事なので、尿に混じった有害物質と長時間接触せざるをえません。そのため、喫煙でがんが発生しやすいようです。まじめに働いているだけに気の毒ですね。

これと似た現象は消化管でも起こります。どこでしょう？　正解はあとで説明します。

喫煙者が緑茶を飲むと胃がん発症率は2倍に

少し前に、緑茶で胃がんを予防できるというニュースがありました。緑茶をしっかり飲み、緑茶ポリフェノールという成分が血液にたくさん溶けている人は、そうでない人とくらべて**胃がんの発症率が3分の1**になるというのです。これはすごいですね。そういうことなら、お茶さえ飲んでいればタバコを吸ってもよいのでしょうか？

残念ながら、これはタバコを吸わない人に限った話なのです。タバコを吸う人が緑茶を飲むと、胃がんの発症率が**逆に2倍以上高くなる**という調査結果があります。緑茶が逆効果になる可能性があるわけですが、詳しいことは確認できていません。

少なくとも、タバコの発がん作用があまりにも強いために、緑茶の効果を吹き飛ばすのは確かです。考えてみれば当たり前ですが、禁煙にまさる予防法はないということです。

最近増えている**逆流性食道炎も喫煙で症状が悪化**します。食道と胃のあいだには巾着のような筋肉があって、食べたものが逆流するのを防いでいます。しかし、タバコの煙に含まれる成分には、神経に働きかけて胃酸の分泌を増やすとともに、巾着の筋肉をゆるめて逆流しやすくする作用があります。

まさしくタバコは百害あって一利なしですが、その一方で、「タバコを吸うと口内炎が治る」という話があるようです。禁煙したら白い水ぶくれが急にたくさんできて痛かったけれど、挫折してまた吸い始めたら口内炎が消えたというのですね。

禁煙すると口内炎ができることは実際にあります。しかし、その真相は、喫煙によってそこなわれていた免疫機能が突然強くあらわれてくるからと考えられます。**炎症が起きるのは、免疫機能が活発に働いている証拠**です。そのため、個人差はあるものの、1ヵ月ほどたって免疫機能が落ち着くと、口内炎は自然に消えていきます。

12歳まではピロリ菌に感染しやすい

胃を傷つけるものの代表といえばピロリ菌でしょう。胃に感染したピロリ菌は、胃の粘膜に注射針のようなものを突き刺して、有害な蛋白質を注入します。まるで毒針です。これにより胃に炎症が起こり、胃潰瘍や十二指腸潰瘍、さらには胃がんが発生すると考えられています。

日本で行われた調査からは、ピロリ菌に感染している人は、そうでない人とくらべて胃**がんの危険が10倍高くなる**ことが示されています。

潰瘍とは、胃や十二指腸の内側をおおう粘膜がただれて、はがれた状態のことです。胃の粘膜は本来、粘液で守られていますが、ピロリ菌の攻撃で粘膜が傷つくうえに、炎症によって粘液の分泌量が減ってしまい、胃酸の攻撃に弱くなります。

こうして潰瘍が発生すると、みぞおちの痛みや吐き気、胸やけ、げっぷがあらわれ、悪化すれば、消化管の壁が変形して内容物の通りが悪くなる、胃液が壁を溶かして穴があくなどの重い症状も起こります。

困ったことに、**ピロリ菌に感染しているだけだと自覚症状がほとんどない**ため、感染の有無を確かめるには、健康診断を受けるか病院で調べてもらうかする必要があります。現在では、感染がわかると、ただちに薬を飲んで除菌するのが普通です。

生まれたばかりの赤ちゃんの胃にはピロリ菌はおらず、12歳くらいまでに口から入ってきたピロリ菌に感染するといわれています。入口のある管の宿命ですね。**子どもの胃は胃酸が少なく、ピロリ菌が生きのびやすい**からでしょう。大人になってしまえば、通常はあらたに感染することはありません。

家族そろってピロリ菌に感染している場合に、それぞれに感染しているピロリ菌のDNAを調べると、母親から子どもに感染したと思われる例が多いそうです。一緒に過ごす時間がそれだけ長いからと思われますが、料理を同じ皿から食べたり、ときには口移しで食べさせたりすることで、子どもに感染させる危険が大きくなるといわれています。

ただ、どういう行為がよくないかについては、はっきりとはわかっていません。**コップの回し飲みくらいは問題ない**ようです。

ピロリ菌は生まれながらの悪党か

現代の日本でピロリ菌に感染しているのは50歳以上が大半です。水道が整備されていなかった時代に**井戸水を飲んだことがおもな原因**と考えられており、時代をさかのぼれば、おそらく日本人のほぼ全員がピロリ菌に感染していたでしょう。

ただし、ピロリ菌を持っていても必ず胃がんを発症するとは限らず、感染者のうち、一生のあいだに**胃がんになるのはわずか8パーセント**です。胃潰瘍ないし十二指腸潰瘍になる人も2〜3パーセントしかいません。残りの90パーセント近い人は自覚症状もないまま元気に暮らしています。

そのため、昔は胃がんが多かったといっても、次々に胃がんで亡くなるほどではありませんでした。がんは高齢になるほど発症しやすい病気なので、平均寿命が現在ほど長くなかった時代には、胃がんになる前に、ほとんどの人が他の原因で亡くなっていたという事情もあります。

それどころか、**当時はピロリ菌に感染するのは悪いことばかりではなかった**ようなのです。第2章で述べたように、日本人の胃は縦に長く、食べたものをしっかりためて攪拌できます。この形の胃には欠点があって、胃の粘膜が長時間胃酸にさらされるため、粘膜が荒れやすくなります。

しかしです。ここにピロリ菌がいると、胃の粘膜に炎症が起きるため、粘膜で胃酸をあまり作れなくなります。また、ピロリ菌は周囲をアルカリ性にして胃酸を中和し、自分の身を守っているのでしたね。

その結果、胃酸が少なくなるので**胃の不快な症状が起きにくくなります**。胃酸が少ないとなれば、胃酸が食道に上がる逆流性食道炎に悩まされるおそれも低いでしょう。このように、お互いに利益があったからこそ、日本人は長いあいだピロリ菌と共生してきたのかもしれない。こう考えることもできるわけです。

日本が平均寿命世界一になったのは１９８０年代のことです。この時代には、ほとんどの人がピロリ菌に感染していました。ピロリ菌感染が胃がんの原因になるのは確かでも、日本人の健康をどこまでそこなっていたのかについては、いろいろな考えかたがあるかもしれません。

ピロリ除菌が日本人の病気を変えた

近年、ピロリ菌の感染率が下がるにつれて逆流性食道炎になる人が増えています。１９８８年から２００５年までの約20年で、ピロリ菌感染者の割合は日本人全体の約70パーセントから50パーセントに低下し、**逆流性食道炎の発症率は逆に４・８倍高くなりました。**

１０４ページの図13は、ピロリ菌に感染している人の割合と、胃潰瘍ならびに十二指腸潰瘍の患者数、そして逆流性食道炎と診断された人の割合の変化を重ね合わせたグラフです。ピロリ菌の感染率が下がるにつれて胃潰瘍、十二指腸潰瘍が減っていますが、そのかげで逆流性食道炎が増えているのがわかります。

逆流性食道炎が問題なのは、欧米では**食道がんの原因になる**と考えられているからです。こう聞くと心配になってしまいますが、食道がんにはいくつかタイプがあります。

図13　ピロリ菌感染率が下がって逆流性食道炎が増えた

50代のピロリ菌感染率と、日本全体の胃潰瘍ならびに十二指腸潰瘍の患者数、そして、ある大学病院で内視鏡検査により逆流性食道炎が見つかった人の割合を重ねたグラフです。ピロリ菌の感染率が下がるにつれて逆流性食道炎が増えています。

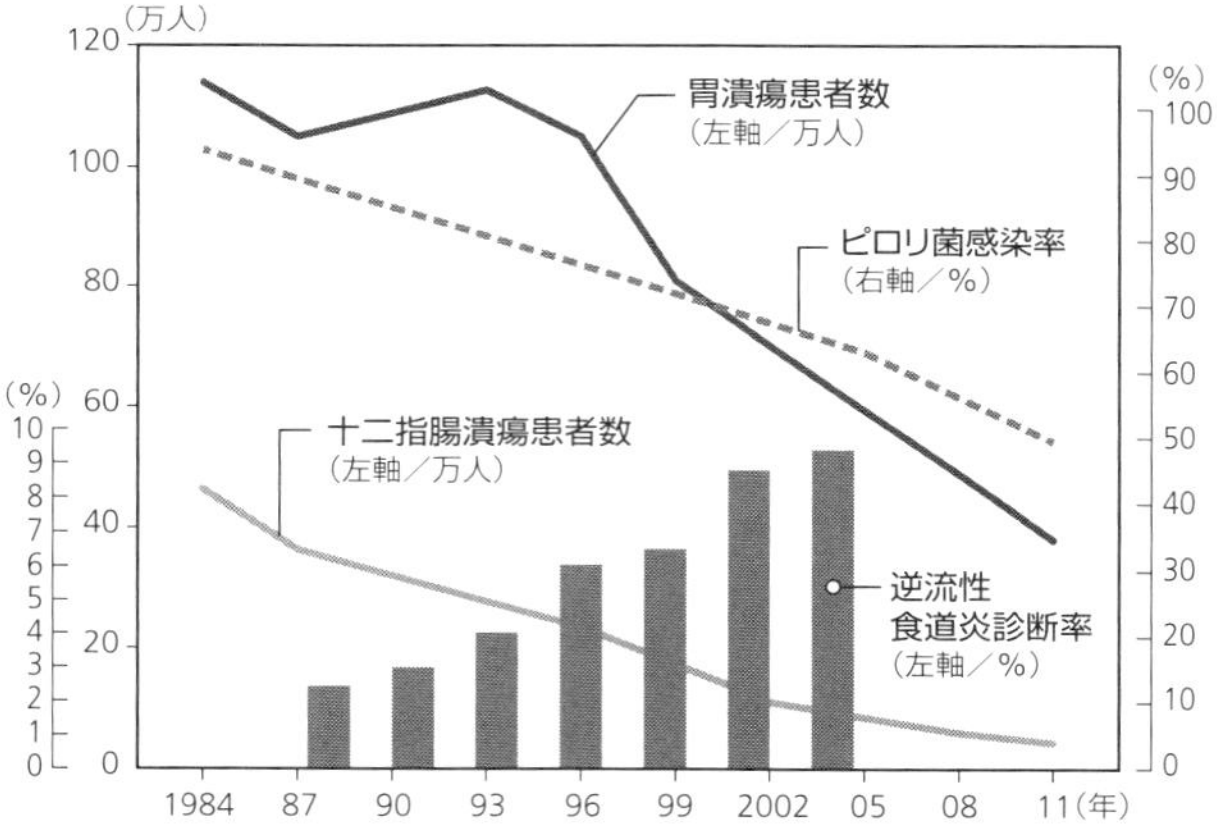

(厚生労働省資料「ヘリコバクター・ピロリ除菌の保険適用による胃がん減少効果の検証について」、厚生労働省「平成26年患者調査」、「2005年(平成17年)度前期日本消化器外科学会教育集会　GERD最近の治療」木下より)

欧米では、逆流性食道炎と関係するがん食道がん全体の半分以上を占めているのに対して、日本人に昔から多いタイプの食道がんは逆流性食道炎とはほとんど関係ありません。欧米型の食道がんは、日本では全体の5パーセント程度です。

やれやれ一安心、といいたいところですが、なんと、逆流性食道炎が増えるにつれて、日本でも欧米型の食道がんが少しずつ増えてきているようなのです。**日本人の胃からピ**

ロリ菌が消えたことで、日本人の病気が変わり始めたといえそうです。

少し詳しく説明すると、昔から日本人に多い食道がんでは食道の粘膜からがんが発生します。これに対して欧米人は、逆流性食道炎を繰り返すことで、胃と食道の境目につながる食道の粘膜が胃の粘膜のように変化して、そこにがんが発生します。これが欧米型の食道がんです。

欧米での調査によると、こういう粘膜を持つ人は、そうでない人とくらべて、食道がんになる確率が30〜125倍も高くなります。発症率が100倍も上がるなんて、おそろしすぎて想像がつきませんね。

ピロリ除菌のもう一つの注意点は、**除菌しても胃がんの危険が残る**ことです。除菌後に胃がんを発症する確率は、除菌しなかった場合の3分の1にしかなりません。

なぜかというと、すでにピロリ菌の毒の影響を受けてしまっているうえに、塩分を摂り過ぎたりタバコを吸ったりすれば、ピロリ菌とは無関係にいくらでも胃がんが発生するからです。除菌できても油断せず、**年に一度は胃の検査を受けることが大切**です。

東アジア型のピロリ菌、欧米型のピロリ菌

ピロリ菌に感染すると、欧米人は胃潰瘍と十二指腸潰瘍をおよそ2対3の割合で発症します。十二指腸潰瘍のほうが多いのですね。その一方で、日本人はたいてい胃潰瘍になるといわれています。この違いはどこから生まれてくるのでしょうか?

この最大の原因は、ピロリ菌に種類があることです。大きく分けて東アジア型と欧米型があり、日本人が感染する東アジア型のほうが胃がんを起こす力が強く、胃の中の食道に近い部分に感染します。

これに対して、欧米型のピロリ菌は胃の粘膜を傷つける力が弱く、胃の出口周辺の十二指腸に近い部分に感染します。欧米人がピロリ菌で胃がんになりにくく、胃潰瘍より十二指腸潰瘍になりやすいのはこのためではないかと考えられています。

十二指腸潰瘍になりやすい血液型がある?

感染するピロリ菌の違いとは別に、**十二指腸潰瘍の患者は胃がんになりにくい**傾向があることもわかっていました。

これに関連して、近年、興味深い発見がありました。十二指腸潰瘍を起こした日本人と、

そうでない日本人の遺伝子を比較したところ、**十二指腸潰瘍のなりやすさと関連する遺伝子が二つ見つかりました**。

一つは以前からわかっていた遺伝子で、タイプが二つあり、どちらを持つかで十二指腸潰瘍になりやすいか、胃がんになりやすいか決まります。そしてもう一つが、なんと、血液型を決めるABO遺伝子でした。**O型の人はA型の人とくらべて十二指腸潰瘍の危険が1・4倍高い**のです。

血液型といっても占いではなく、厳密な医学研究から得られた結論です。血液型が胃がんと十二指腸潰瘍に関係するらしいことは、これまでにも指摘されており、たとえば、A型の人はO型の人より胃がんを発症しやすいことなどが報告されています。まとめると、O型の人は十二指腸潰瘍になりやすい代わりに、胃がんになりにくいようです。

研究者らは、以前から知られていた遺伝子のタイプと、A型、O型の遺伝子を持つ人の割合を、日本人を含む11の人種で調べました。すると、**十二指腸潰瘍になりにくく、胃がんになりやすい組み合わせの遺伝子を持つ人がもっとも多いのが日本人**でした。

日本で胃がんが多い背景には、東アジア型のピロリ菌に感染することだけでなく、日本人が持つ遺伝子の特徴も関係しているということです。

血液型を決める遺伝子は、血液の中の赤血球だけでなく、十二指腸を含めて、体内の多くの組織で働いているため、なんらかの形で病気の発症とかかわっていてもおかしくありません。

十二指腸潰瘍と胃がんの他には、B型の人は膵臓がんになる危険がO型の約1・7倍高いとか、AB型はO型とくらべて脳卒中の危険が約1・8倍高いなどの報告があります。がんや脳卒中とくらべると、十二指腸潰瘍は命にかかわるおそれの低い病気です。こうして見るとO型は無敵のようですね。

ただし、研究者らが口をそろえて言っているのが、**病気の発生には生活習慣のほうが大きく影響する**ということです。あくまで参考にとどめ、心配も油断もし過ぎないでください。

日本人は痛み止めで胃潰瘍になりやすい

「胃潰瘍、十二指腸潰瘍の原因は？」と聞けば、即座に「ストレスでしょう？」という答えが返ってきそうです。以前はそう考えられていましたが、もっとも大きな原因はピロリ菌感染と、痛み止めをはじめとする飲み薬の影響です。この二つが全体の約98パーセントを占めており、これに対して**ストレスは潰瘍の症状を悪化させるように働く**ようです。

飲み薬のなかで問題が起きやすいのが、風邪のときに飲む解熱鎮痛薬、関節痛や腰痛に対する痛み止め、血をサラサラにする薬などの**非ステロイド性抗炎症薬（NSAIDs《エヌセイズ》）**と呼ばれるグループです。

出血をともなう潰瘍ができる確率は、ピロリ菌に感染しておらず、問題となる薬も飲んでいない人を1とすると、ピロリ菌感染者は5・4、薬を飲んでいる人は4・1、そしてピロリ菌＋薬では10・4にもなります。

それにしても、なぜ痛み止めで胃潰瘍になるのでしょうか？

炎症が起きた場所は赤く腫れて熱を持ち、痛みます。ここには体を守る免疫のしくみがかかわっており、免疫細胞をはじめとする多くの組織と細胞が、いろいろな物質を作って体をもとの状態に戻そうと悪戦苦闘しています。これが行き過ぎると強い痛みが起きるのです。

ＮＳＡＩＤｓはこのときできる物質の一つを働かないようにすることで、炎症をやわらげています。ところが、この物質には他にも仕事があって、胃での粘液の分泌を高め、胃酸を減らし、粘膜の血のめぐりをよくして胃の粘膜を守っています。そのため、薬を飲んで炎症をおさえると、**胃の粘膜を守る力が低下して、胃が荒れやすくなります。**

胃が痛いからといって、うっかりNSAIDsを飲もうものなら、とんでもない逆効果になるおそれがあります。**自己判断せず、薬局か病院で相談してください。**

NSAIDsで潰瘍ができやすい場所にはお国柄があります。NSAIDsによる十二指腸潰瘍の発症率を1としたときに、欧米人は胃潰瘍の発症率が最大で3であるのに対し、日本人は最大で8にもなります。日本人は痛み止めで胃潰瘍になりやすいということです。

痛み止めの影響は個人差が非常に大きく、症状がまったく起きない人もいます。しかし、ご用心。薬による胃潰瘍はピロリ菌による胃潰瘍とくらべて痛みが少なく、そのかげで潰瘍が進行して、いきなり大出血を招いたり、胃の壁に穴があいて胃液がお腹の中にもれたりして、危険な状態におちいることがあります。**痛くないからといって安心はできません。**

それどころか、こういう薬のせいで小腸や大腸に潰瘍ができることもあります。

怖いなあ、と思ったかもしれませんが、だからといって、痛み止めを飲まなければよいというものではありません。痛み止めは単なるその場しのぎではなく、**回復を早める効果**があります。必要であればきちんと飲み、飲んでいるあいだは定期的に受診して、消化管の状態を確認してもらいましょう。

日本人の消化管は飲酒に弱い?

食前にアルコールを少し飲むと、**消化管の血のめぐりがよくなって消化吸収を促します。**この程度であれば問題ないのですが、量が過ぎると害になります。

アルコールが小腸で吸収されるとなると、その下流にあたる大腸には飲酒の影響はおよばないように思われます。ところが、そうではないのです。

吸収されたアルコールは血液と一緒に肝臓に流れていって分解されますが、このとき有害物質が作られます。有害物質は血液に溶けて全身をめぐるため、**アルコールに直接触れない膵臓、大腸、乳房などの臓器でも、がんが発生しやすくなる**ことが示されています。

日本で行われた大規模な調査から、アルコールを日本酒に換算して一日2合以上飲む男性は、まったく飲まない人とくらべて大腸がんに2倍なりやすいことがわかりました。飲む量が増えると発症率はさらに上がり、最大で3倍高くなることも明らかになっています。

アルコールを肝臓で分解する力は、生まれ持った遺伝子によって決まり、人種ごとに差があります。日本と中国ではアルコールに弱い人がそれぞれ44パーセント、41パーセントにのぼるのに対し、白人とアフリカ系にはこういう人はおらず、同じアジア人でも、タイ、フィリピンなどの東南アジアは10パーセントちょっとです。

日本人を含む東アジア人は飲酒による害が出やすいのです。**飲める飲めないとは関係ありません**。

年齢を重ねると肝臓の働きが低下して、アルコールの分解にさらに手間取るようになります。いえ、正確にいうと、本来なら肝臓は加齢の影響を受けにくい臓器なのですが、飲酒を続けると、**肝臓の細胞が回復する力が次第におとろえていく**のです。

こうなると、昔と同じように飲んでいても分解に時間がかかり、アルコールの影響が長く続きます。

そのうえ、高齢になるほど体の水分量が少なくなるため、同じ量飲んでも若い人より血液のアルコール濃度が高くなります。これらはすべて、がんの危険を大きくする要因です。

さて、**お酒を飲む人からよく聞く悩みが下痢**です。唐揚げなどの脂っこい肴や、締めのラーメンなどは消化しにくく、食べ過ぎれば誰でもお腹を壊します。また、アルコール飲料を大量に飲めば、小腸での水の吸収が間に合わず、お通じがゆるくなります。

それに加えて、アルコールには小腸での栄養素と水の吸収をさまたげる性質があるため、よけい下痢を起こしやすくなると考えられています。

下戸でも注意、脂肪肝が胆石を招く

ここまで読んできて、飲酒の話なのに脂肪肝が出てこなかったなと思った人がいるかもしれません。脂肪肝と診断されると、以前は、お酒を控えるよう指導されていたからですね。アルコールは肝臓で分解されるときに脂肪が作られて、これが肝臓にたまります。

しかし、最近は、アルコール以外の原因のほうが多くなっていて、**まったく飲まない人が脂肪肝になる**こともあります。それが肥満です。

脂肪は小腸で消化、吸収されて肝臓に運ばれます。肝臓は脂肪を組み立て直したり、体内でいらなくなった脂肪を分解したりする作業を休みなく行っているため、つねに大量の脂肪が出入りしています。そのため脂肪を摂取し過ぎると作業が追いつかず、肝臓の細胞に脂肪がたまる脂肪肝になってしまいます。

食べ過ぎによる脂肪肝は、飲み過ぎによる脂肪肝より危険と考えられていて、患者5人に1人の割合で肝臓の障害が進み、肝硬変や肝臓がんを発症するおそれがあります。

肥満は胆石も招きます。胆石とは胆汁が流れる管にできる石のことで、全体の80パーセントが胆嚢にできます。脂肪肝によって肝臓の細胞が酸素不足になると、胆汁が濃くなって固まりやすくなるようです。

石が胆嚢の中にとどまっていてくれればよいのですが、細い胆管に入り込むと、それはもう、**大変な痛みがあらわれます**。40〜50代のぽっちゃり型の女性に多く、女性の発症率は男性の2倍にのぼります。女性にできやすいのは女性ホルモンが関係しているようですが、よくわかっていません。

こんなに怖い！　管にできる「石」

石の話を続けると、尿路にできるのが尿路結石です。こちらは肥満は関係ありません。男性のほうがずっと多くて、発症率は女性のなんと2・5倍です。なぜでしょう？　男性の体の構造を考えるとわかるように、**男性は女性より尿路が長いから**です。

尿路は腎臓で作られた尿が尿管から膀胱をへて出口に向かう管で、尿路結石のほとんどが腎臓か尿管にできます。石が腎臓でじっとしているあいだは痛みもなく、まったく気づかないこともありますが、石が動いて細い尿管にはまり込むと猛烈な痛みにみまわれます。この点は胆石と似ていますね。

しかし、尿路には一つ大きな強みがあります。水をしっかり飲むと尿の量が増えて、ごく小さな石なら洗い流すことができるのです。

尿路結石と診断されたら、**一日に尿を2リットルは出すよう水分を摂取**しましょう。といっても、尿は通常でも一日に1〜1・5リットル出ているため、500ミリリットルのペットボトルで1本半くらい、よぶんに飲めばよいわけです。

ごくまれに、胃に石ができることもあります。日本ではほとんどが**柿の食べ過ぎ**によるもので、柿に含まれる成分が胃酸の影響で変化して、食物繊維とからみあって石になります。実験だと24時間以内に直径数センチメートルの立派な石ができたそうです。

小さな胃石《いせき》は内視鏡でつまんで取り出しますが、面白いことに、**コーラなどの炭酸飲料で、ある程度小さくなる**ことが知られています。ただし、小さくなると十二指腸に転がり落ちて腸をふさぐことがあるため、ときには入院してもらって慎重に治療を進めます。

この他には、膵臓の中の膵管にできる膵石があります。こちらは、健康な人にいきなりできることはなく、たいていは大量の飲酒によって慢性膵炎になった人に発生します。

お腹の脂肪が消化管を圧迫する

話を戻して、脂肪肝の原因をたどっていくと、内臓脂肪の蓄積に行きあたります。内臓

図14　内臓脂肪はお腹の深いところにたまる

あお向けになって撮影したお腹の断面で、上がお腹、下が背中です。内臓脂肪が多い人は腹筋より深いところに濃いねずみ色の内臓脂肪がべったり広がっているのがわかります。

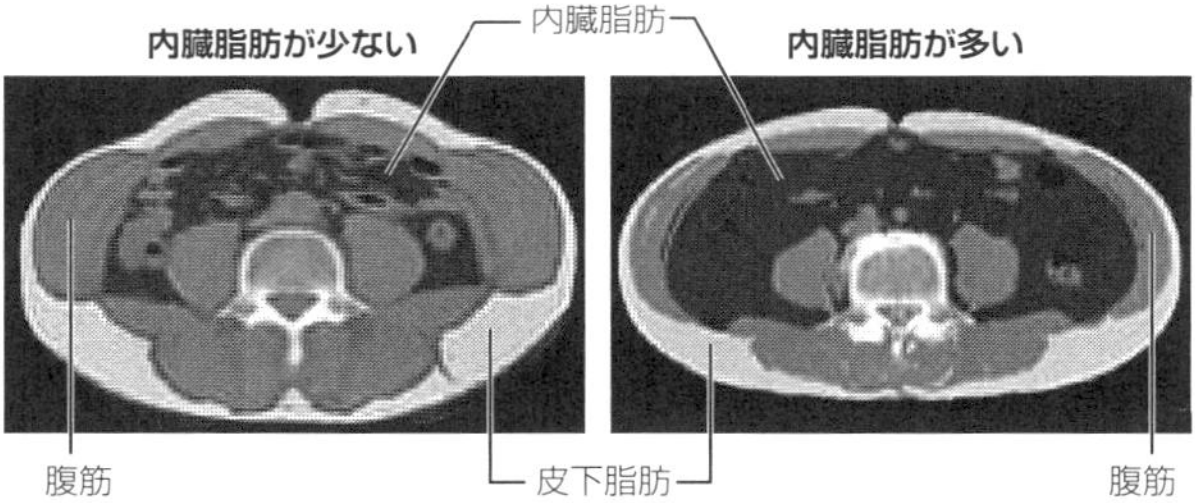

脂肪はいわゆるお腹の脂肪のことで、その名のとおり、お腹の深いところに内臓を包むようにたまります。図14に内臓脂肪が少ない人と、たっぷりついている人のお腹のCTスキャン画像をのせました。

内臓脂肪がたまっている目安は、おへその高さで測ったお腹まわりが男性は85センチメートル、女性は90センチメートルです。ただし、お腹まわりが基準におさまっていても、厳密に調べると内臓脂肪がたまった「隠れ肥満」が相当数いることがわかっています。

こんな場所に脂肪がつくのは、人間が他の動物と違って真っすぐ立っているからです。地球には重力があるので、そのままだと臓器がずり落ちてしまいます。やせた人で胃が下がる胃下垂《いかすい》とか、腎臓が下がる遊走腎《ゆうそうじん》などがそうですね。

　これを防ぐために臓器と臓器のあいだに内臓脂肪がついて、**臓器を正しい位置に固定するようになった**と考えられています。また、外からお腹に衝撃を受けたときに、クッションのように臓器を守る役割もあります。

　けれども、内臓脂肪がつき過ぎると、さまざまな病気が起きてきます。脂肪肝や胆石もそうですし、たまった内臓脂肪が消化管を圧迫すると管の不調があらわれます。腸の圧迫による便秘がその例です。

　また、内臓脂肪が胃を周囲から圧迫すれば、本来なら小腸に送らなければならない食べものと胃酸が進むに進めなくなって、食道と胃のあいだで普段は閉じている筋肉を押し広げ、食道に上がってくることがあります。はい、逆流性食道炎です。

　ピロリ菌との関係でいうと、除菌して胃の状態がよくなると、つい食べ過ぎて太ってしまう人がいるようです。また、内臓脂肪の細胞が作る物質が、胃酸の分泌を高める可能性も指摘されています。

　胃は胃酸の攻撃から自分を守るためにアルカリ性の粘液を出して壁を守っていますが、食道にはこのしくみがないため、**胃酸が逆流すると食道の壁がただれて、食べものがしみ**

る、**胸がつかえる、胸焼けがする**などの症状があらわれます。ひどくなると、食道を上がってきた胃酸が気道に入り込んで、咳や喉の痛みが起きることもあります。

逆流性食道炎を改善するための家庭でできる工夫については、第5章で考えましょう。

大腸がんは運動不足の影響を受けやすい

内臓脂肪はただ黙ってぶよぶよくっついているだけでなく、非常に悪い物質を作っています。近年、この物質が、がんの発生とかかわっていることが明らかになってきました。

消化管の臓器でいうと、とくに**関係が深いのが大腸がんと肝臓がん、膵臓がん**です。食道がんの発症率も上がるとされていますが、日本人に多いタイプの食道がんは肥満の影響をあまり受けません。

内臓脂肪が脂肪肝、便秘、逆流性食道炎、さらには消化管のがんを招くことから、「内臓脂肪の蓄積も消化管の病気の一つだ」と考える専門家もいます。

このうち膵臓がんは、現在、内臓脂肪がついている人だけでなく、**20歳のころに肥満だった人も、あとになって膵臓がんを発症する危険が高い**ことがわかっています。よく似た現象は乳がんでも報告されていて、乳がんの発症率は成人してからの食生活より、**10代の**

図15　大腸がんには地域差がある

75歳未満の人を対象に、人口10万人あたりの大腸がんによる死亡数を都道府県別に比較しました。色の濃いところほど死亡率が高い地域です。2017年のデータで、高齢化の影響を受けないように調整してあります。

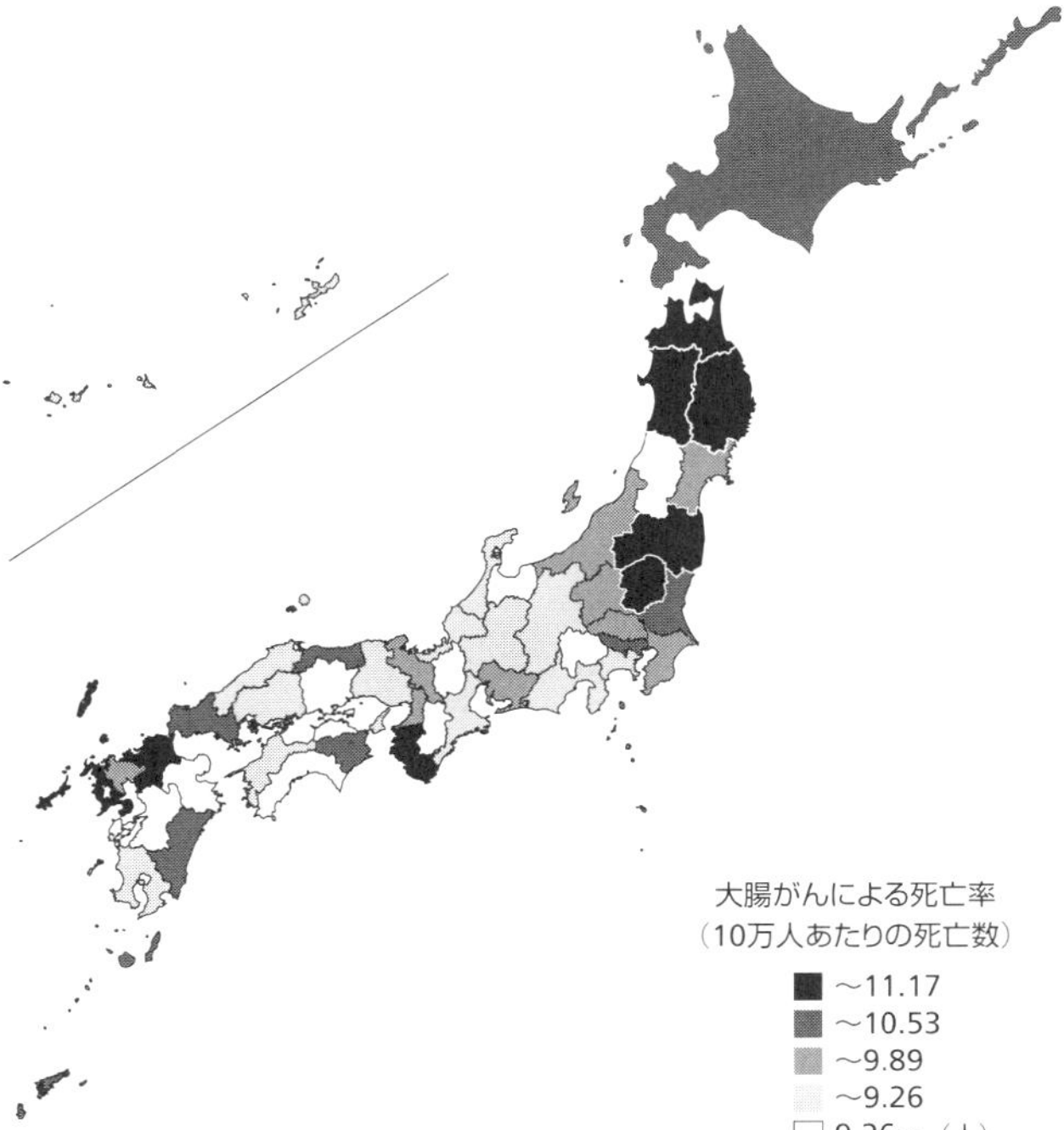

（国立がん研究センターがん対策情報センターがん情報サービス「がん登録・統計」より）

思春期に脂肪分の多い食事をしていたかどうかと関連するというデータがあります。

こんなことが起きるのは、体内にがん細胞が一個生まれてから、がんが少しずつ成長して、実際に病気を発症するのに10年から、ときには20年近くかかるからです。**がんを予防しようと思うなら、若いうちから生活習慣に気をつける**必要があるわけです。

さて、肥満を招く原因の一つが運動不足です。海外では、机に向かう仕事を10年間続けた人は、そうでない人とくらべて大腸がんの発症率が2倍高いという報告があります。

大腸がんによる死亡率には日本のなかでも地域差があります。図15の地図に都道府県別の死亡率をまとめました。**北海道、東北と、関東の北部で高い傾向**がありますね。

死亡率に差があるのは、地域によって医療の受けやすさが違うからではないかと考える人がいるかもしれませんが、たとえば肝臓がんの死亡率は近畿以西で高く、乳がんは東日本と首都圏で高いなど、がんの種類によって死亡率の高い地域が異なることから、医療水準の影響は大きくないと考えられます。

じつは、**大腸がんは、胃がんや肺がんなどの他のがんとくらべて運動不足の影響を受けやすい**とされています。確かに、北海道と東北北部は冬に雪が多く、体を動かす機会が少なくなりがちです。

大腸がんは終戦後に発症数も死亡数も急速に増え、20世紀後半に男性の死亡率は10倍以上、女性も8・4倍上がりました。この時代に自動車が普及して、日本人全体の運動量が下がったことが背景にあるのは間違いないでしょう。

脂っこい食べものが大腸がんを引き起こす

食べものに含まれる脂肪ががんを引き起こすこともあります。脂肪を摂取すると、胆嚢にたくわえられていた胆汁が十二指腸に出てきて脂肪の消化を助けます。このとき大腸に悪玉菌がたくさんいると、役目を終えて流れてきた胆汁を分解して、発がんと関連する物質ができます。

つまり、**脂肪を含む食品を多く摂取するほど胆汁の分泌が増えて、大腸がんが発生しやすくなる**わけです。

胆嚢から流れてきた胆汁はにごった緑色をしていますが、大腸まで来ると腸内細菌の作用を受けて黄色っぽく変化し、これが便に黄色がかった色をつけます。そのため、胆汁の通り道である胆管に胆石やがんができて通路をふさぐと、便が白くなることがあります。

それにしても、緑色の液体が体の中を流れているなんて、びっくりですね。でも、これは人だけではないのです。カニの甲羅をはずすと入っているカニみそは、**カニの脳みそではありません**。肝臓と膵臓が一緒になった臓器で、栄養をたくわえ、消化酵素を分泌しています。カニみそが緑色がかった色をしているのは、カニの肝臓でできた胆汁の成分が混じっているからと考えられています。

エビは頭にこの臓器があって、こちらはエビみそと呼ばれています。カニみそもエビみそも、他の動物の肝臓と同じく脂肪が豊富で、濃厚なうまみがあります。

次回食べるときに、じっくり観察するとしましょう。

盲腸は短いのにがんが多いのはなぜ？

さて、大腸には、がんが発生しやすい場所があります。ちょっと戻って、82ページの図11、左の図をご覧ください。

おさらいすると、小腸からつながる部分が盲腸で、上行結腸、横行結腸、下行結腸、S状結腸と続きます。ここまでをまとめて結腸と呼び、そこから直腸をへて肛門につながっています。

大腸がんが発生した数だけを見ると、もっとも多いのがS状結腸と直腸で、全体の約70

パーセントを占めています。どちらも出口に近い部分です。

しかし、たとえば**盲腸は長さが5、6センチメートルしかない**のに、S状結腸は45センチメートル近くあります。これを単純に比較したのではS状結腸が不利なので、粘膜1平方センチメートルあたりのがんの発生数をくらべてみましょう。すると、**がんが発生しやすいのは盲腸と直腸**だとわかります。

盲腸は大腸の玄関口なので、小腸の内容物が最初に流れ込みます。そのため有害物質が濃い状態で接触して、がん化を促すようです。その一方、S状結腸と直腸は便が最後にたまる場所ですね。先に説明した膀胱と同じく、便の中の有害物質と長時間触れるために、がんの発生率が高くなると考えられます。

大腸がんが大きくなると便の通路が狭くなり、便が細くなって異常に気づくことがあります。しかし、小腸から続く盲腸や上行結腸はまだ内容物が水っぽいので、通路がきゅうくつになっても便の形が変わりません。

また、これらの場所にできたがんは、**出血しても、出口にくるまでに赤い色素が分解されてしまうことがあり、出血がわかりにくい**のが特徴です。そのため、早期発見が難しいとされています。

これに対して、出口に近い下行結腸やS状結腸は内容物が固くなっているので、通路が狭くなると腹痛や便秘が起こります。血液も赤いまま出てくるため、比較的発見しやすいがんです。しかし、自覚症状がはっきりあらわれないこともあります。

健康診断で精密検査をすすめられたとか、**一度でも気になる症状に気づいたら、必ず病院で相談してください。**

ここまで、口から入ってくるさまざまな物質と病原菌が引き起こす消化管の不調を中心に見てきました。日常生活でできる管の健康法については第5章で考えますが、その前に、多くの現代人を苦しめる、ストレスによる消化管の異常について説明します。

第4章　なぜストレスで胃腸は壊れるのか

異常が見える病気と見えない病気

消化管の検査技術は日進月歩です。胃や大腸にカメラを入れる内視鏡検査、はねかえってきた超音波を画像にする腹部超音波検査、お腹を輪切り、縦切りにできる腹部CTスキャン検査とMRI検査、口かお尻からバリウムを入れて撮影する胃と大腸の造影検査、小さな袋に息を吹き込めばわかるピロリ菌検査、細い管で特殊な薬剤を入れる血管造影検査、さらには最新式のカプセル内視鏡から、昔ながらの便潜血検査にいたるまで、これだけ揃えば消化管の裏も表も丸わかりになりそうです。

それなのに、**なぜだか病気が見つからない**ことが少なくありません。「会社に行こうとするとお腹が痛くなる」「夜中に横になっていると喉の下のほうがシクシクする」「最近、お腹が張って苦しいことがある」こんな症状が気になって病院に行き、あれこれ検査を受けても異常なし。

心筋梗塞とか尿路結石かもしれないからと、他の科を予約して検査を受けさせせられて。そしたら、「様子を見てください」って言うんだよ。はいはい、様子はずっと見てきましたよ。そうかと思えば、面と向かって「歳のせいじゃないですか?」って言う医者もいたな。42歳の男を捕まえて「歳のせい」って、それじゃあ、お先真っ暗じゃないか。しかたないから、新しくできた別の病院に行ってみようと思ってる。

なぜ、こんなことが起きるのでしょうか。

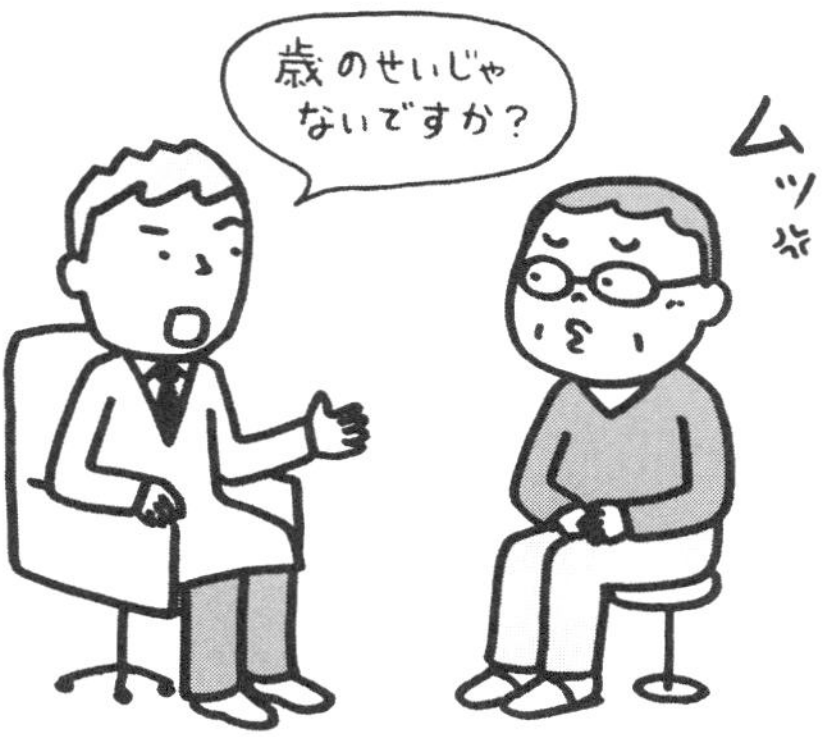

それは、**病気には二つのグループがある**からです。

胃の病気の代表といえば胃潰瘍や胃がんでしょう。内視鏡で観察すると、胃潰瘍では胃の壁の粘膜が深くえぐれて、血管がむき出しになっていることもあります。

胃がんはいくつかタイプがありますが、ポリープのように盛り上がるか、月のクレーターのように、ふちが高くなって中心がえぐれるものが多数を占めています。

例外はスキルス胃がんと呼ばれるタイプです。他の胃がんと異なり、初期のうちは胃の壁の深いところをはうように、しみこむように広がるため、見つかりにくいことで知られています。けれども、これは通常の検査ではわかりづらいというだけで、かりに胃の壁を切り取って断面を観察すれば、壁の中に変化が起きているのがはっきり見えるはずです。

このように、病気の主流を占めるグループは、**さまざまな検査法を駆使すれば、どこに、どんな異常が起きているか一目瞭然**です。高血圧とか糖尿病だと、ぱっと見ただけでわかる変化はありませんが、血圧や血糖値を測定すれば異常が数字であらわれてきます。やはり、発生、進行、回復の過程を客観的に確認できるわけです。

これに対して、つらい症状が確かに続いているのに、**詳しい検査をどれだけ行っても異常が見つからないグループ**が存在します。原因が見当たらないのに症状が起きるなんて、そんなことがあるものでしょうか？

胃の不快感があっても検査で「異常なし」？

そんな病気の一つが**心因性《しんいんせい》嘔吐症《おうとしょう》**です。吐き気や嘔吐が繰り返し起こり、ひどい場合は毎日のように戻したり、一日中、吐き気に悩まされたりすることがあります。

第1章で書いたように、有害なもの、消化の負担となるものを食べたときには、体を守るために嘔吐するしくみが誰にもそなわっています。また、胃潰瘍とか十二指腸潰瘍、胃がん、さらには脳腫瘍《しゅよう》や糖尿病などの病気も嘔吐の原因になります。

ところが、心因性嘔吐症の人を調べても、**胃にも体の他の部分にも、異常を示すデータが出てきません**。自覚症状が中心なので、一昔前は「気にし過ぎ」とか「一種のヒステリーじゃないの？」などと言われていました。

しかし、異常はちゃんと起きています。おかしくなっているのは「胃の働き」です。その結果として、必要がないのに吐き気や嘔吐があらわれている可能性があるのです。

消化管の働きに異常が起きることで発症する病気をまとめて機能性消化管障害とか、機能性胃腸障害と呼んでいます。機能とは、もともと備わった働きという意味です。このグループの病気は胃と腸だけでなく喉や食道、肛門にも発生するので、本書では機能性消化管障害という用語を使うことにします。

機能性消化管障害というと何だか固いのですが、**じつは大変ありふれた病気**です。よくある症状が胃のもたれと胃が張った感じで、みぞおちの痛みや焼けるような不快感をおぼえることもあります。これで異常が見つかれば急性胃炎とか胃潰瘍と診断されます。ところが、このうち**約半数の人は検査をしても異常が見つかりません**。

機能性消化管障害という考えかたがなかったころは「慢性胃炎」などと診断され、様子を見るよう言われていました。これには一理あって、機能性消化管障害は症状が自然に消えることがよくあり、なかには、「異常なし」と聞いただけで元気になる人もいます。

しかし、その一方で、つらい症状が何ヵ月も続く人が大勢いて、不安をつのらせて病院を転々とすることになりがちです。また、**胃潰瘍などの通常の病気に働きの異常が重なり、症状が悪化**することもあります。

粘膜はきれいなのに胃が痛むのはなぜ？

それにしても、普段は存在を忘れてしまうほど自然に、当たり前に働いている消化管が、突然スムーズに動かなくなるのはなぜでしょうか？

原因は複雑ですが、**多くの場合にかかわっているのがストレス**です。ストレスは自律神経のバランスを乱すとともに、脳に働きかけて、いくつかのルートで消化管に大きな影響をおよぼします。

詳しいしくみはあとにして、このとき胃でどんな変化が起きるか見てみましょう。胃の仕事は食べたものをしっかり攪拌して十二指腸に送ることです。しかし、胃の蠕動が弱くなると内容物の処理に時間がかかり、胃がもたれる、重苦しいなどの症状があらわれます。

また、胃の壁が十分にふくらんでくれなければ、少し食べただけで胃が張って、それ以上食べられなくなってしまうでしょう。健康な人でも、心配ごとがあったり、緊張したりすると、ご飯が一時的に喉を通らなくなることがありますね。この状態が強くなって、長く続くと考えてください。

そして、**ストレスを受けると脳のなかの痛みにかかわる場所が敏感になる**ために、胃、十二指腸へのちょっとした刺激で、みぞおちの痛みと焼けるような感じをおぼえることがあります。粘膜がただれているわけでもないのに、こういう症状が起きてくるのです。

よく似た現象は食道でも見られます。逆流性食道炎では胃の内容物と胃酸が食道に逆流して、胸やけや喉の痛み、げっぷなどの症状が発生します。このとき内視鏡検査をすると、**食道の粘膜が胃酸でただれて、ひどい場合は潰瘍ができている**のがわかります。これはつらいでしょうね。

ところが、胸やけがあれば逆流性食道炎かというと、そうではないのです。全体の約3分の2は調べても食道の粘膜に異常がありません。こういう不思議な病気は以前から知られていて、おそらくは軽い逆流性食道炎で、まだ粘膜がただれていないだけなのだろうと考えられていました。

しかし、そういう例もなかにはあるものの、食道の粘膜が敏感になっていて、ほんのちょっぴり胃酸が入っただけで強い自覚症状が起きるとか、食道の筋肉が必要以上に長い時間収縮することで、胸やけに似た症状をおぼえるなどの可能性が指摘されるようになっています。もしそうなら、立派な機能性消化管障害です。

機能性消化管障害のうち、おもに胃の働きが低下して起きる不快な症状のことを**機能性ディスペプシア**といいます。ディスペプシアはギリシャ語に由来する言葉で、消化不良という意味です。先に書いたように自然におさまることも多いのですが、胃がんを含め、他の病気がかくれているおそれがあるため、おかしいなと思ったら自己判断せず、早めに受診するのが大切です。

心の問題が体の病気を引き起こす

社会が複雑になり、輸送手段や通信技術が発達したことで、映像を早回しするように日常生活のスピードがあがっています。職場でも家庭でも学校でも、大量にあふれる情報を瞬時に処理し、決断することが求められるようになりました。

子供から高齢者まで、誰もがストレスにさらされ、誰もが疲れています。そのため、複雑でしつこい問題に直面すると、**自分の力で対処できる限界を超えてしまい、不調につながります。**

心と体が影響をおよぼしあうという考えかたは、はるか古代にさかのぼり、世界中で広く受け入れられてきました。しかし、近代になって発展した西洋医学が、体のさまざまな部位を縦割りにして研究するスタイルを重んじたことで、体と心は別の分野とみなされるようになりました。

けれども、患者の不調を観察し、研究を重ねるなかで明らかになったのは、心の疲れが、気分の落ち込みや意欲の低下などの「心の症状」ではなく、**胃もたれ、胸やけなどの「体の症状」としてあらわれる例が非常に多い**ということでした。こうして、病気は体と心の両面からとらえるべきだとする考えかたが息を吹き返し、急速に支持を得ています。

体の症状や病気のうち、とくに心の問題が大きく影響するものを**心身症**《しんしんしょう》と呼んでいます。いろいろな症状を引っくるめた呼び名であって、心身症という名前の病気があるわけではありません。

頭痛、突発性難聴、円形脱毛症、長引く咳、ＥＤ（勃起障害）、慢性蕁麻疹《じんましん》、不整脈、アレルギー性鼻炎、まぶたのけいれん、さらには高血圧、糖尿病、がんなど、さまざまな病気の出現と悪化に心身症がかかわっている可能性がありますが、なかでも心身症を招きやすいのが「管」なのです。

その理由はこのあと説明するとして、機能性ディスペプシアを含む機能性消化管障害は、全部ではないものの、心身症がかなりの割合を占めています。

しかし、ストレスというものは、自分では気づきにくいうえに、心の状態によって症状に波があります。たまたまストレスにさらされない期間が続くと症状が落ち着くため、市販の胃薬でごまかしながら様子を見ることになりがちです。

胃潰瘍とか十二指腸潰瘍は、ストレスだけで起きることはないものの、**ストレスがあると症状が悪化する**ことが知られています。そうなると、やはり心身症と考えることができますが、ストレスがかかわっていない胃潰瘍もあるため、「この人の胃潰瘍は心身症だが、あの人は違う」のように表現します。

原因がはっきりしている病気とくらべると、心身症は症状がぼんやりしているイメージがあるかもしれませんが、ときには手のほどこしようがないほど強い症状があらわれます。心のエネルギーはすさまじく、それが体に向かうと、**臓器を破壊しかねないほど荒れ狂う**ことがあるのです。

管の機能は自動的に調整されている

それにしても、心に受けたストレスで管の通りが悪くなるなんて、ちょっと不思議な気がしますが、**心の状態と管を結びつけるもの**があるのです。それが自律神経です。そ

神経は白っぽくて糸のように細く、全身に網の目のように張りめぐらされています。その働きは、脳から送られてきた信号を臓器や組織に伝えたり、その逆に体のあちこちで起きていることを脳に知らせたりすることです。

たとえば野球選手がボールを投げるときは、脳の命令で腕の筋肉が動きます。湯飲みを手にして温かいと感じるのは、皮膚から情報が脳に送られるからです。これらの命令や情報の通り道が神経です。

自律神経も神経の一種で、おもに管を含む臓器に広がっています。ところが、筋肉が脳の命令どおりに動くのに対して、管や臓器を自由に動かしたり、しっかり働かせたりすることはできませんね。自律神経は自分の意思でコントロールできないのです。

でも心配は無用です。いちいち命令しなくても、心臓は24時間ちゃんと動いていますし、胃腸は食べたものを勝手に消化し、水をたくさん飲めばトイレに行きたくなります。**自律**

神経は自分で判断して、これらの機能を行っているのです。

こんなことができるのは、自律神経に独特のしくみがあるからです。自律神経は交感神経と副交感神経の二つでできています。交感神経は元気に活動するための神経で、呼吸や脈拍を速くして、酸素が全身に十分行き渡るようにしています。そのおかげで脳と体がしっかり働くことができます。

一方の副交感神経はリラックスのための神経です。呼吸や脈拍をおだやかにして、胃腸の働きを高め、活動のためのエネルギーをたくわえます。

原則として、どの臓器にも**交感神経と副交感神経の両方がつながっていて、バランスをとりながら働く**ことで体の機能を調整しています。たとえば胃は、交感神経が強くなると蠕動運動がおさえられます。この逆に副交感神経の作用が高まると蠕動運動が活発になり、食べたものをしっかり攪拌《かくはん》します。

どちらの神経が強すぎても管の不調を招くため、交感神経と副交感神経の二つがアクセルとブレーキのようにバランスよく作用して、状況に応じてスムーズに切り替わる必要があるわけです。図16に交感神経と副交感神経の働きをまとめました。副腎《ふくじん》と腎臓では交感神経だけが働いています。

図16　管の働きは自律神経が調整している

自律神経には交感神経と副交感神経があり、バランスよく作用することで管と全身の臓器の働きを調整しています。一方の神経が強くなりすぎると不調があらわれます。

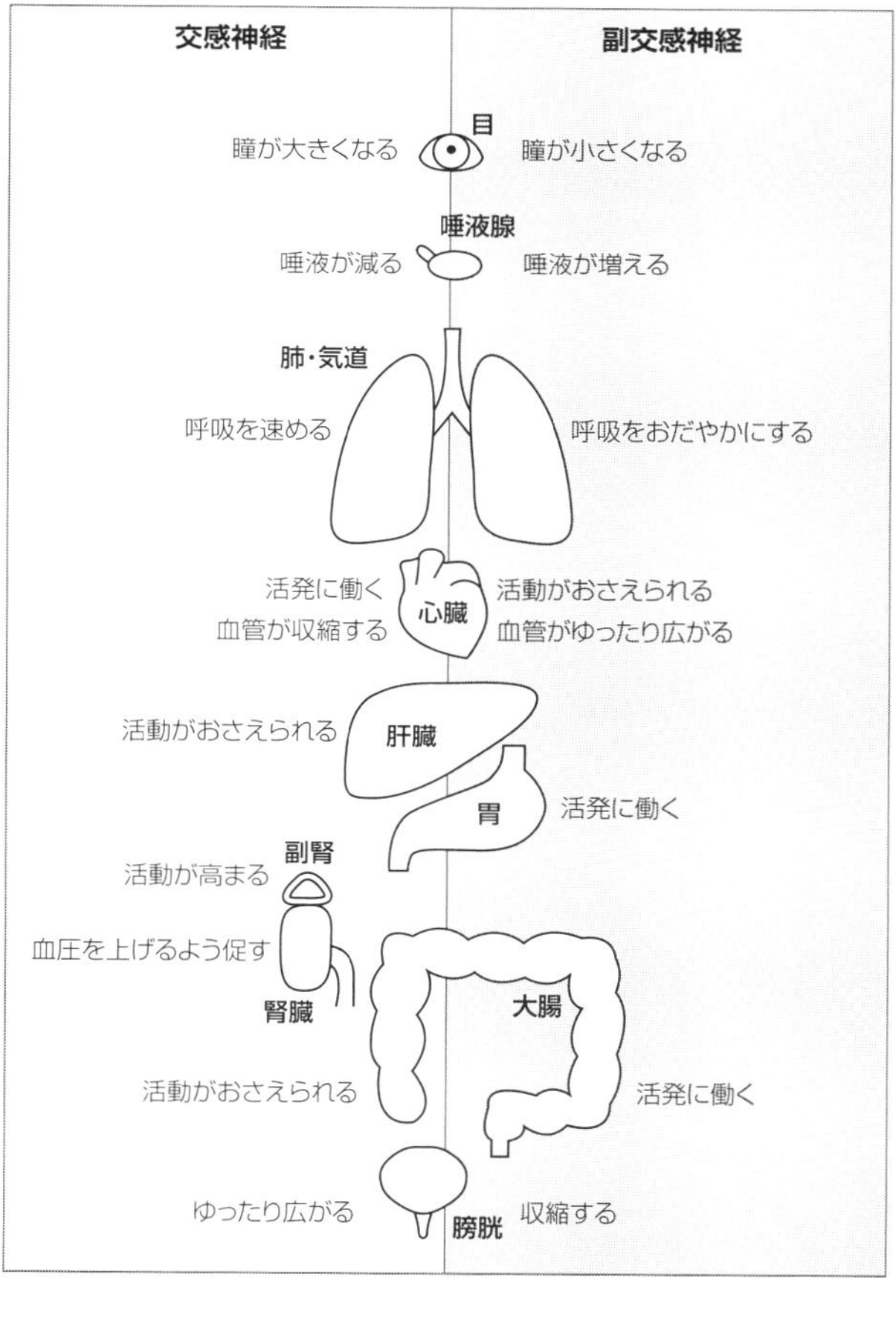

ストレスで管がこわばるしくみ

では、ここにストレスがどう関係するのでしょうか。「ストレス」はもともと工学用語で、医学分野で使われるようになったのは1936年、セリエという医学者の論文が始まりです。セリエは、病気、ケガ、手術などを含めて、体の通常の状態を乱す刺激を「ストレッサー」、これに適応するためのしくみを「ストレス」と呼びました。

つまり、「ストレスがたまる」という表現は間違いで、「ストレッサーがたまっている」というのが正解です。しかし、本書でもわかりやすさを優先して、外からの刺激をストレスと呼ぶことにしましょう。

現在では、ストレスといえば、おもに心理的な影響をさすようになっています。何をストレスと感じるかは人それぞれで、同じ人でも置かれた状況によって受け止めかたが変わります。また、ストレスがすべて悪いわけでもありません。目標や夢を持ってひたむきに努力するのもストレスの一種であり、**ストレスがあるから人は成長できる**ともいえます。

大切な発表をまかされたと想像してみてください。自分の番が近づいてくると心臓がドキドキして、冷や汗がたらたら流れます。これは交感神経の働きが強くなっているからです。先に説明したように交感神経は活動するための神経で、**気持ちが集中すると交感神経**

の作用が強くなります。これによって心臓の拍動が活発になり、脳の機能が高まります。

こうして発表が無事に終了すると、緊張が次第にゆるんで、思い出したようにお腹がすき始めます。副交感神経が働き始め、自律神経のバランスがもとに戻った証拠です。

ところが、ストレスが長期間続いたり、自分で適応できる限界を超えたりすると、バランスが乱れたままになって、深刻な症状が起きてきます。交感神経が働き過ぎれば胃腸の動きが悪くなるため便秘がちになりますし、血管が収縮して血圧が上がります。**管がこわばったようになる**のです。

また、長時間のデスクワークなどで首から肩、頭の後ろの筋肉が収縮して**血のめぐりが悪くなると、老廃物が神経を刺激して頭痛が起こります。**緊張型頭痛と呼ばれるもので、別名「ストレス頭痛」というとおり、きまじめで几帳面な人がなりやすいといわれています。

喘息の悪化にもストレスがからんでいる

自律神経のバランスが乱れることで発生する他の病気に**メニエール病**があります。目の前がぐるぐる回る激しいめまいが突然起きて、耳鳴り、難聴などをともなう病気で、先進国に住む働き盛りの世代に多く発生します。

以前は男性のほうが発症率が高かったのですが、近年、男女差がなくなって、現在では、わずかに女性のほうが多いとされています。ここまで聞くだけで、ストレス、それも仕事によるストレスと関係がありそうな気がしませんか。

第1章で見たように、耳の奥には音を聞くための蝸牛管《かぎゅうかん》と、体のバランスをとるための半規管があります。管といっても体の外とはつながっておらず、どちらも中にリンパ液がたまっているのでしたね。

メニエール病は蝸牛管と半規管のリンパ液が増加することで起こります。詳しい原因は不明ながら、ストレスによる副交感神経の働きの低下が引き金になる可能性があります。

こうやって見てくると、交感神経は悪い神経で、副交感神経はよい神経、という印象を受けるかもしれませんが、**副交感神経の働き過ぎが問題になることもあります。**その一つが気管支喘息《きかんしぜんそく》です。

喘息の喘は「あえぐ」という意味で、その名のとおり、呼吸がしにくくなって、「あえぐように息をする」発作が繰り返し発生します。気管支喘息では副交感神経の働きが強くなることで、気管をぐるりと取り巻く筋肉がぎゅっと収縮し、**空気の通り道が狭くなりま**

図17　喘息発作が夜中に起きるのはなぜ?

気管支喘息の発作には副交感神経がかかわっています。副交感神経が強く働くと、気管を取り巻く筋肉が収縮し、空気の通り道が狭くなります。夜間と夜明け前は副交感神経が活発に活動するため、喘息発作がよく起こります。

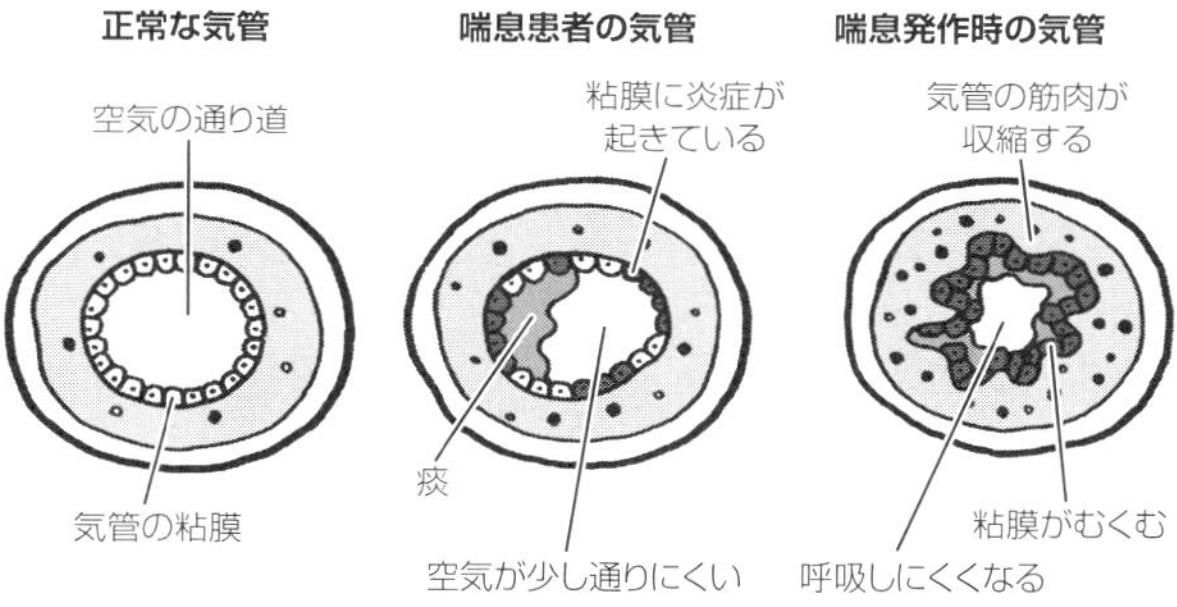

す。同時に粘液が大量に作られて痰になるため、呼吸がさらに苦しくなるのです。

図17に、このときの気管の断面をイラストで示しました。気管支喘息の人は普段から気道の粘膜に炎症があって、刺激に対して敏感になっています。そこにホコリやダニなどに対するアレルギー反応が起きることで発作が始まります。

ストレスだけが原因で発症することはありませんが、胃潰瘍、十二指腸潰瘍と同じく、ストレスがあると病気が悪化するのは確かです。

ここまで、ストレスによる自律神経の乱れが、管の機能をそこなうことを見てきました。自律神経には二つあって、そのバランスがとれていることが管の健康にとって大切であることをおさえておいてください。

胃もたれ、下痢は脳のしわざ？

脳がストレスを感じ、その影響が消化管におよぶしくみには**自律神経以外の経路もかかわっている**ことが、近年、少しずつ明らかになってきています。全部理解しなくてもよいので、だいたいの流れを見てください。

ストレスを受けると、まず脳の深いところからＣＲＨ（副腎皮質刺激ホルモン放出ホルモン）というホルモンが出てきます。ややこしい名前ですね！　このＣＲＨがくせものなのです。

ＣＲＨは交感神経を刺激して、お腹の奥にある副腎という臓器から、消化管の機能を低下させるアドレナリンなどの物質を放出させます。交感神経が活発になると消化管の活動がおさえられるのはこのためです。ところが、ＣＲＨはそれと同時に、腸に向かう副交感神経の活動を高めて、腸の運動を促します。また、ＣＲＨには消化管の粘膜を敏感にする働きもあります。

さらに、ＣＲＨは副腎の別の場所に指令を出して、コルチゾールというホルモンを分泌させます。面白いことに、コルチゾールは食道と胃、十二指腸の働きをおさえる一方で、十二指腸以外の小腸と大腸では逆に働きを高めることが示されています。

これらの作用が複雑に合わさって、胃では胃もたれなどの機能性ディスペプシアが起こり、腸では蠕動が強くなることで、腹痛と下痢をはじめとする過敏性腸症候群の症状があらわれると考えられています。

そして、脳は、自分が出した指令で消化管がどんな状態になったか、ちゃんとわかっています。神経を通じて腸から情報が届くからです。消化管のトラブルを知っても指令を取り消さないのは、ストレスを乗り越えて**生き延びるためには、消化管の働きを一時的に犠牲にしてもかまわない**と判断するからと思われます。

このような脳と腸の結びつきを、専門用語で脳腸相関《のうちょうそうかん》と呼んでいます。

ストレスが体に出る人、出ない人

よくわかった。ストレスが続いて、うまく発散できずにいると、いろいろなホルモンが出たり、自律神経のバランスが乱れたりして、管の働きがおかしくなるわけだ。病は気からっていうけど、本当なんだな。でも、同じようにストレスを受けても、胃もたれが起きる人もいれば、お腹を壊す人もいるんでしょう。戻しちゃう人とか。あれは何が違うんだろう?

機能性消化管障害や心身症が体のどこに起きるかを何が決めているかは、よくわかっていません。もともと弱いところにあらわれるとか、生活習慣のせいで負担がかかった場所にストレスが重なって発症するのではないかと考えられています。

では、受験や就職など、大勢の人が同じようにストレスにさらされても、機能性消化管障害や心身症のつらい症状が起きる人と起きない人がいるのはなぜでしょうか。

一つは**遺伝の影響**です。ストレスを受けたときに体内で起きる反応の強さや進みかたに、遺伝にもとづく個人差があるようです。二卵性の双子と、遺伝子が完全に同じ一卵性の双子で比較すると、双子の一方が過敏性腸症候群を発症した場合に、もう一方が同じ病気を発症する確率は一卵性双生児のほうが2倍高いことがわかっています。

ただし、一卵性双生児であっても、もう一方の双子が過敏性腸症候群になる確率は約14パーセントに過ぎず、発症に遺伝が与える影響はそれほど大きくないと思われます。

その意味では、心身症は誰がなってもおかしくないということですが、もう一つ、とくに発症しやすいと指摘されている年代があります。それが、**男性は30~40代、女性はもう少**

し若くて20〜30代です。一般的にみて、この年代はもっともストレスが多い時期だからです。

男性は会社では責任ある仕事をまかされ、いわゆる中間管理職として神経をすり減らします。私生活では家のローンに子どもの教育、離れて暮らす親の心配と、気持ちの休まる暇がありません。女性は仕事に加えて、結婚、出産を経験し、育児に追われて自分のことなど後回しになりがちです。

昇進や結婚などのおめでたいことも、生活習慣が大きく変わればストレスの引き金になりますし、部屋の外がうるさいとか、空気がこもっている、すきま風が入る、さらにはケガが痛む、睡眠不足など、体の外と中で起きる変化もストレスになることがあります。

バリバリ働く人は心身症の危険大

ストレスが心と体に与える影響は、その人の経験や価値観、そして性格によっても異なるため、はたから見るととんでもないストレスにさらされても、むしろ楽しんでしまう人がいるかと思えば、一見、ささいなストレスで体に異変があらわれる人もいます。

心身症を発症しやすい性格として、おもに二つが知られています。一つが、努力家で闘争心が強く、バリバリ仕事をこなす人です。心はつねに緊張し、ストレスをものともせずに頑張ったあげく、ついに体が悲鳴を上げて、ひどい症状があらわれます。

もう一つが、自分の心を客観的にとらえるのが苦手で**ストレスになかなか気づかなかったり、気づいても言葉にできなかったりする人**です。与えられた仕事をまじめに、黙々とこなしますが、だからといってストレスに強いとは限らず、ストレスは確実にたまっていきます。しかし、「このままではマズイな」という判断がなかなかできません。

もともと自分の感情を言葉にするのが苦手なので、行き場をなくしたストレスが体の症状としてあらわれやすいのです。先ほど触れた心因性嘔吐症も、周囲の人に気をつかいすぎて、あまり自己主張できない人が発症しやすいといわれています。発散できない心の問題を、心に代わって体が吐き出しているのかもしれません。

この逆に、「言葉を飲み込む」こととの関連が指摘されているのが呑気症《どんきしょう》です。空気嚥《えん》下《げ》症ともいい、文字どおり、空気を飲み込むことで食道、胃、腸に空気がたまり、げっぷが出る、お腹が張るなどの症状があらわれます。

誰でも食事のときは大なり小なり空気を飲み込んでいます。とくに早食いする人、がつがつ食べる人は空気がたくさん入るため、**食べ終わるころにはお腹がぱんぱんに張っています**。あまりよいことではありませんが、大部分の人はお腹をなでて満足そうです。

これに対して、呑気症の人は食事のときだけでなく、**日常生活でも無意識に空気を飲み込んでいます。**はっと息を呑むとか、固唾《かたず》を呑んで見守るというように、何かに身がまえると誰しも空気を飲み込むことがありますが、そういう傾向が強いということです。こうして胃にたまった空気がげっぷとなって出てきます。

空気でお腹が張る人におすすめの食事法

呑気症になりやすいとされているのは、**「言いたいことを言えずに言葉を飲み込む」タイプの人**です。遠慮がちで、よくいえば慎重な性格です。本人は、なぜこんなにげっぷが出るのかわからず、胃が悪いのかと思って市販の胃薬を飲むものの、もちろん効果はありません。げっぷを我慢しようとするとストレスが強くなり、かえって症状が悪化します。

吉田兼好の『徒然草《つれづれぐさ》』に、「おぼしき事言はぬは腹ふくるるわざ」という一節がありま す。「言いたいことを黙っていると気持ちが落ち着かないものだ」くらいの意味ですが、心と体は固く結びついているので、本当にお腹が張ってしまうことがあるのです。

また、**ストレスにみまわれたり、集中したりすると歯を噛みしめる癖**がある人は、そのせいで空気を頻繁に飲み込みます。げっぷだけでなく首や肩のコリ、頭痛が気になるなら、一度は歯科か口腔外科を受診してください。マウスピースを作ってもらい、噛みしめる癖を直すことで症状が軽くなる可能性があります。

早食いは禁物です。スプーンやフォークを使うと料理をたくさん口に入れてしまうので、**できるだけ箸を使って食べましょう**。汁物をすするときは、**音を立てないように静かに吸う**と空気を飲み込みにくくなります。また、あごを引いた姿勢を心がけるのも有効です。

性格の他に、小さな子どものころに虐待などの大きなストレスにみまわれた経験があると、そうでない人とくらべて心身症を発症しやすいといわれています。たとえば機能性ディスペプシアの発症率は約２倍高くなり、胃の粘膜がわずかな刺激で痛みをおぼえるというデータがあります。同じ傾向は過敏性腸症候群でも見られます。

電車の中で腹痛に苦しむ人は少なくない

予備知識をばっちり仕入れたところで、腸に発生する機能性消化管障害の代表、**過敏性腸症候群**と、同じくストレスとの関連が深いといわれる**潰瘍性大腸炎**を見ていきましょう。

過敏性腸症候群は、英語の病名の頭文字を取ってＩＢＳと呼ばれることもあります。名前が示すように腸が敏感になり、腹痛と、便秘、下痢、便が細くなるなどのお通じの異常が続く病気です。

お通じの症状をもとに、**便秘型、下痢型、そして下痢と便秘を繰り返す交互型の三つのタイプ**に分類され、下痢のときは便がかなり水っぽくなり、逆に便秘のときはコロコロになります。同じ病気とは思えないほど極端ですね。

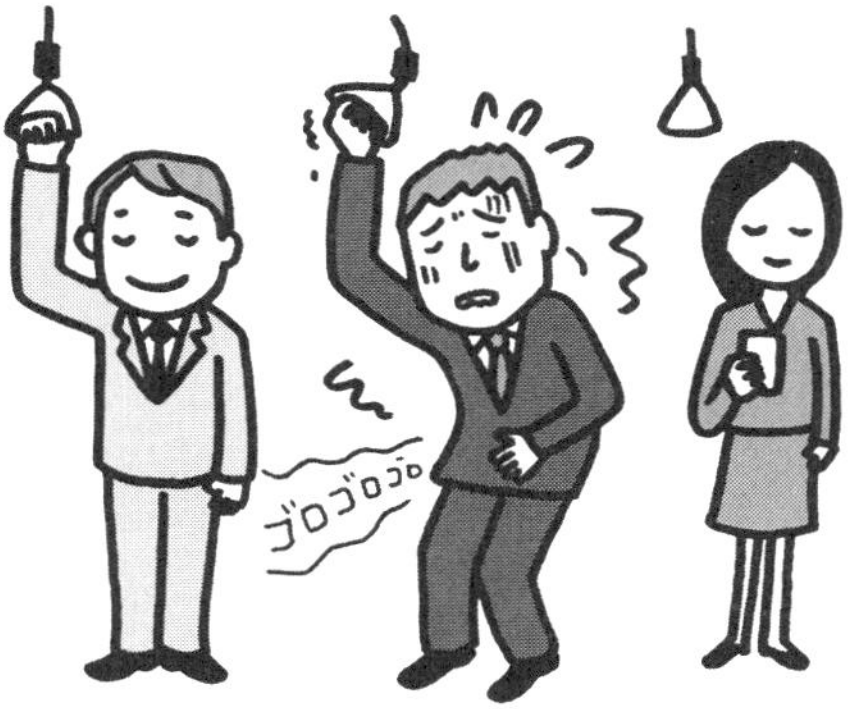

それとともに腸の粘膜が敏感になって、わずかな刺激でも腹痛があらわれます。大腸に風船を入れてふくらませ、腸の壁を刺激する実験を行ったところ、健康な人は何も感じないくらい弱い刺激でも、過敏性腸症候群の人には腹痛が起きたそうです。

毎朝、電車に乗るたびに腹痛と下痢におそわれて、途中で電車を降りなければならなくなる人もいますが、トイレに行けば腹痛はおさまりますし、血便が出るようなことはなく、検査しても異常は見つかりません。

日本人の約10人に1人が過敏性腸症候群といわれて

いて、これは機能性ディスペプシアとおなじくらいの割合です。ただし、どちらも、**実際に悩んでいる人はもっと多い**のではないかと推測されています。

過敏性腸症候群は男女の比率が1対1・6で、やや女性に多く、**男性は下痢型、女性は便秘型**が目立ちます。電車や地下鉄の車内に、「突然の下痢に効く！」などと書かれた広告が出ていることがありますね。あれは、下痢型の過敏性腸症候群に苦しむサラリーマン男性を対象にしているのです。さすがは製薬会社、ピンポイントで攻めてきます。

過敏性腸症候群は消化管に発生する心身症の横綱で、先ほどの「ストレスに気づくのが苦手だったり、気づいていても口に出せなかったりする人」に多いことが知られています。朝起きて、日中ずっと心が働いているあいだは症状があらわれますが、**夜になって眠りにつくと症状が消える**のも特徴です。

発症には自律神経のバランスの乱れがかかわっているため、同じく自律神経の乱れを原因とする頭痛やめまい、汗をたくさんかく、眠れない、などの症状が一緒にあらわれることも少なくありません。

腸が活発に動くことで便秘になる!?

ストレスにみまわれたときに、脳の指令を受けて副腎で作られるコルチゾールは、胃では蠕動運動をおさえて、腸では蠕動を活発にするのでしたね。過敏性腸症候群でも腸の蠕動運動が高まって、内容物がどんどん出口に向かいます。

だから下痢になるのですが、もしそうなら、便秘型の過敏性腸症候群をどう考えたらよいのでしょうか。しかも便がコロコロになるなんて、ありえないような気がします。

便秘と聞くと、蠕動が弱くて便を押し出せないからと思いがちですが、じつは**蠕動は強ければよいわけではない**のです。チューブ入りのワサビで考えてみましょう。チューブを端から出口に向かって真っすぐ押すとワサビが出てきます。このとき、手に力が入り過ぎると、お皿から飛び出すくらい勢いよく出てしまって、家族に笑われます。

では、同じように強く力を入れて、チューブのあちこちをでたらめに押してみてください。ワサビは少しずつ、思い出したようにしか出てきません。

大腸も同じです。ストレスによって蠕動が強くなるだけなら下痢になり、蠕動運動が乱れて、大腸がけいれんするような動きをすると便秘になります。健康なお通じのためには、蠕動運動の強さもさることながら、**正しい順序で蠕動運動が起きる必要がある**わけです。

蠕動運動を正しい順序で起こすのは副交感神経の働きです。そのため、ストレスにより交感神経ばかりが強くなると、便秘型が発生しやすくなります。

便秘薬のタイプを正しく選ぶ

過敏性腸症候群で女性が便秘型を発症しやすいのは、女性がもともと下痢より便秘になりがちだからといわれています。この原因ははっきりわかっていませんが、一つには、女性の骨盤が出産に備えて男性よりもともと広いことがあります。そのため骨盤の中に大腸がすっぽりはまり込んで曲がりくねり、内容物がすんなり移動しにくいとされています。

もう一つが、生理の前に分泌される女性ホルモンが大腸での水分の吸収を促すために、便が固くなりがちなことです。また、女性は男性とくらべると腹筋と肛門の筋肉の力が弱く、便をしっかり押し出せないのも原因の一つと考えられます。

口を含む消化管のトラブルに悩む人の割合を男性と女性でくらべてみましょう。図18は厚生労働省から2017年に発表された「平成28年　国民生活基礎調査の概況」の一部です。

なんといっても差が大きいのが便秘ですね。男性が人口1000人あたり24・5人なのに対して、女性は45・7人と**2倍近い差**があります。下痢に悩む人は男性のほうが多いと

図18　女性も胃腸のトラブルに悩んでいる

口を含む消化管のさまざまな症状について、気になると回答した人の1000人あたりの人数を男女で比較しました。女性は便秘だけでなく胃の症状を気にする人も男性より多いのがわかります。

各症状に悩む人の割合（1000人あたりの人数）（人）

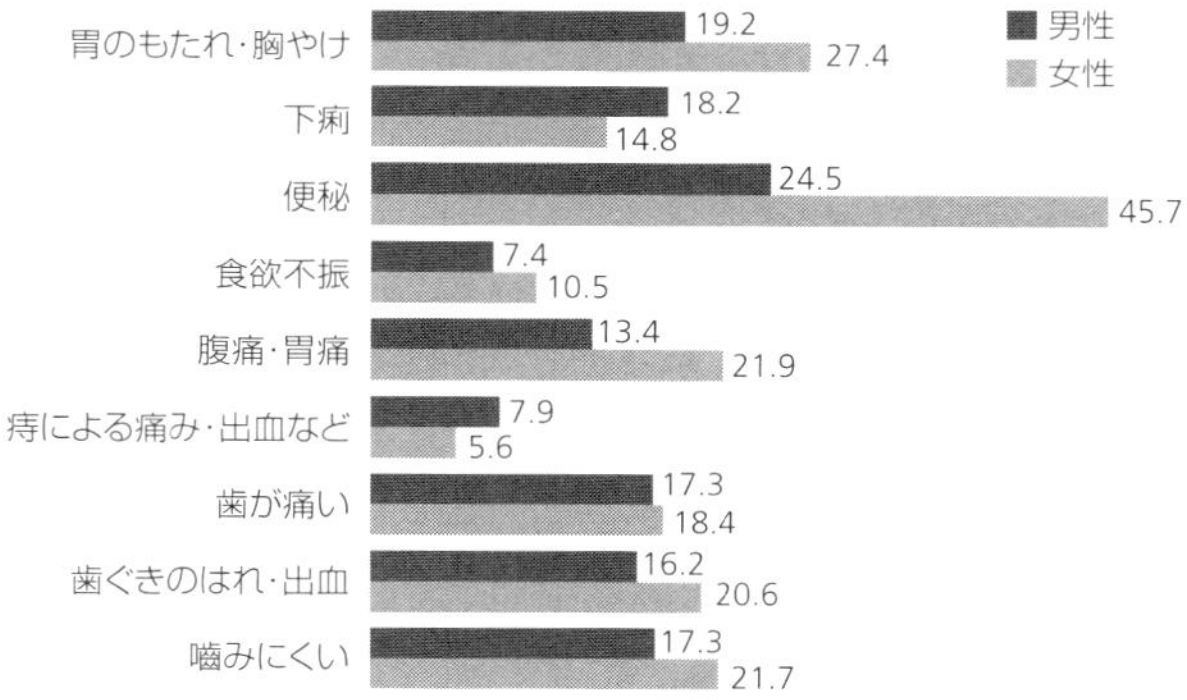

（厚生労働省「平成28年 国民生活基礎調査の概況」より）

はいえ、たいした違いではありません。腹痛、胃痛、そして胃のもたれと胸やけも女性のほうが目立ちます。

かつては、ストレスというと働く男性が苦しむイメージがありました。しかし、女性も職場と家庭の両方でストレスを抱えるようになり、また、妊娠、出産、閉経など、一生を通じて**ホルモンの分泌量が大きく変動することも自律神経のバランスを乱します**。

そのため、近年では、心身症になる人の割合は女性のほうが男性より1・2〜2・9倍高いと報告されています。

ひとくくりに便秘といっても、蠕動が弱くて便を押し出せない便秘と、ストレスによる便秘は成り立ちが違うため、下剤を使う場合は注意が必要です。

過敏性腸症候群の便秘型では蠕動は十分強いので、大腸の粘膜に働きかけて蠕動運動を強めるタイプの下剤は効果がないだけでなく、激しい腹痛を招くおそれがあります。**使うなら、便をやわらかくするタイプのもの**にしてください。

ただし、市販の便秘薬に手を出す前に、病院で腸の状態を調べてもらうことをおすすめします。

ガスがたまっているように感じる理由

過敏性腸症候群は、少し前まで、便秘型、下痢型、そして下痢と便秘を繰り返す交互型に加えて、ガスがたまってお腹が張るガス型の四つに分類されていました。現在ではガス型は過敏性腸症候群の仲間からはずれ、機能性腹部膨満《ぼうまん》症に分類されています。機能性の名のとおり、調べても異常がないのにお腹がふくれる病気という意味です。

医学的な分類はともかく、過敏性腸症候群では下痢型、便秘型をとわず、「ガスが大量に発生してお腹が苦しい」と感じる人が少なくありません。ガスのことを人に指摘されたらと思うと不安がつのり、これがストレスになって**症状がさらに強まる悪循環**にはまることもあります。

「そんなにガスがたまるなんて気の毒だな」と思うかもしれませんが、じつは、この人たちの大腸で発生する**ガスの量は健康な人とほとんど変わらない**ようです。

先ほどの風船の実験からわかるように、過敏性腸症候群の人は腸の粘膜が敏感になっているため、ほんの少しガスがあるだけでお腹が張ったような気がして、実際以上にたまっているように感じてしまうのです。

水素水を飲むよりご飯を食べよう

さて、「大腸で発生したガス」と書きましたが、正確にいうと、ガスは食事のときに口から飲み込んだ空気と、腸内細菌の活動によって発生したガスが混じってできています。大腸で発生するのは大部分が水素です。

水素といえば、ひところ水素水ブームがありました。じつは水素水をわざわざ飲まなくても、**水素は腸でどんどん作られています**。

とくに食後に大量に発生し、吐く息に含まれる水素の濃度がとりわけ高くなるのがご飯を食べたあと、次いで牛乳を飲んだあとでした。この他に、食物繊維をしっかり摂っている人は日ごろから水素がたくさん出ているというデータもあります。

これとくらべると、市販の水素水を飲んでも、水素は飲んだ直後に口からほとんど出てしまいます。そのあとで出てくる水素の量はごくわずかで、**ご飯ないし牛乳摂取後のざっと7分の1～10分の1**です。人の体にそなわった高性能の水素発生器にはとうていかないません。

水素にはにおいはなく、よく聞くメタンガスも無臭です。飲み込んだ空気にももちろんにおいはありません。と、なると、ガスににおいがつくのはなぜでしょう？

答えは腸内細菌です。いわゆる善玉菌はにおいのもとをあまり作りませんが、悪玉菌が蛋白質を分解すると、硫化水素《りゅうかすいそ》をはじめとする、いやなにおいの物質が作られます。肉の脂が犯人だという人がいますが、これは濡れ衣で、**真犯人は蛋白質**です。

硫化水素は火山の噴煙や、硫《い》黄《おう》を含む温泉でも発生していますし、ゆで卵にもほんの少し含まれています。

固ゆで卵の黄身のまわりが、くすんだ緑色になることがありますね。あれは卵白に含まれる蛋白質が熱によって分解されて、発生した硫化水素が黄身の中の鉄と結びついてできた色です。食べても問題ありませんが、卵をゆでたらすぐに水で冷やすと、黄身がきれいに仕上がるそうです。

大腸で発生したガスはかなりの部分が血液に溶けて体をめぐり、肺から気道を通って、**口から外に出ていきます**。そうです。「おならを我慢すると、血液に吸収されて口から出てくる」という噂は真実です。でも大丈夫、善玉菌が多ければ悪臭にはならないので、心配するより腸内環境を整えることを考えましょう。

まずは「心の疲れ」を受け入れる

過敏性腸症候群の発症には、腸内細菌の変化が深くかかわっていると考えられています。

その根拠となったのが、細菌やウイルスを原因とする感染性腸炎にかかると、回復してから過敏性腸症候群になる人がいることでした。**外からやってきた細菌やウイルスの影響で、もともとから住んでいた腸内細菌の顔ぶれが変わる**のが原因のようです。

過敏性腸症候群の人の大腸を調べたところ、実際に、健康な人とは異なる細菌が増えていて、しかも、下痢型、便秘型などのタイプごとに細菌の種類が違うことがわかりました。

この研究が進めば、これまで検査で異常が見つからず、診断が難しかった過敏性腸症候群を、腸内細菌を調べることで正確に診断できるようになる可能性があります。また、過敏性腸症候群の人で増えている腸内細菌が病気を引き起こしているということであれば、その細菌だけを殺すことで、過敏性腸症候群を治療する道が開けるかもしれません。

しかし、心の問題が背景にあるとなると、かりに腸内環境を健康な状態に戻したとしても、いずれ再発する確率が高いでしょう。過敏性腸症候群は蠕動運動が強くなり過ぎる病気ですが、蠕動運動をしずめる薬があまり効かず、むしろ、**不安や、うつを軽くする薬のほうが、お腹の症状に効く**ことがあるほどなのです。

ここで理解してほしいのは、「それなら、うつの薬を飲めばいい」ということではなく、根っこのところにある**心の問題に目を向けなければ意味がない**ということです。検査で異常がないのに、つらい症状が続いている現実を受け入れて、自分の心が疲れていることに気がついてもらえればと思います。

最近は、一般の消化器内科の先生も機能性消化管障害や心身症について研究されることが増えていますし、心身症であることがはっきりした場合は、心療内科を受診するのも手です。うつ病、統合失調症などの精神疾患を治療する精神科と異なり、心療内科は心身症を中心に、**ストレスを原因とする体の病気を専門にしています。**

この他に神経内科という科もありますが、こちらは心の問題ではなく、脳梗塞や認知症をはじめとする脳と神経の病気をあつかいます。まったく別なので気をつけてください。

長引くストレスにより難病になることも

機能性ディスペプシアも過敏性腸症候群もつらい病気ですが、厚生労働省の特定疾患、いわゆる難病に指定されている消化管の病気があります。その代表が**潰瘍性大腸炎とクローン病**で、いずれも近年、急速に増えています。160ページの図19に患者数の変化を示すグラフをのせました。

どちらも激しい腹痛と下痢が起こり、悪化すると**一日に6回ないし、もっと頻繁にトイレに行かなければならない**ほど、しつこい症状に悩まされます。つねにトイレの場所を意識しながら生活するのは、それだけで重大なストレスになるでしょう。

潰瘍性大腸炎では大腸に、クローン病では**口から肛門まで消化管のあらゆる場所に潰瘍ができます**。薬はあるものの、効かない場合は、潰瘍性大腸炎では手術で大腸をすべて切り取ることがあります。

一方のクローン病も、潰瘍がひどくなると、腸の壁を突き抜けて皮膚の表面まで穴があ

図19　潰瘍性大腸炎とクローン病が増えている

潰瘍性大腸炎とクローン病は厚生労働省の特定疾患で、グラフの数字は特定疾患医療受給者証を受けた人の数です。もとは欧米に多い病気でしたが、1980年代以降、日本でも急速に増加しています。

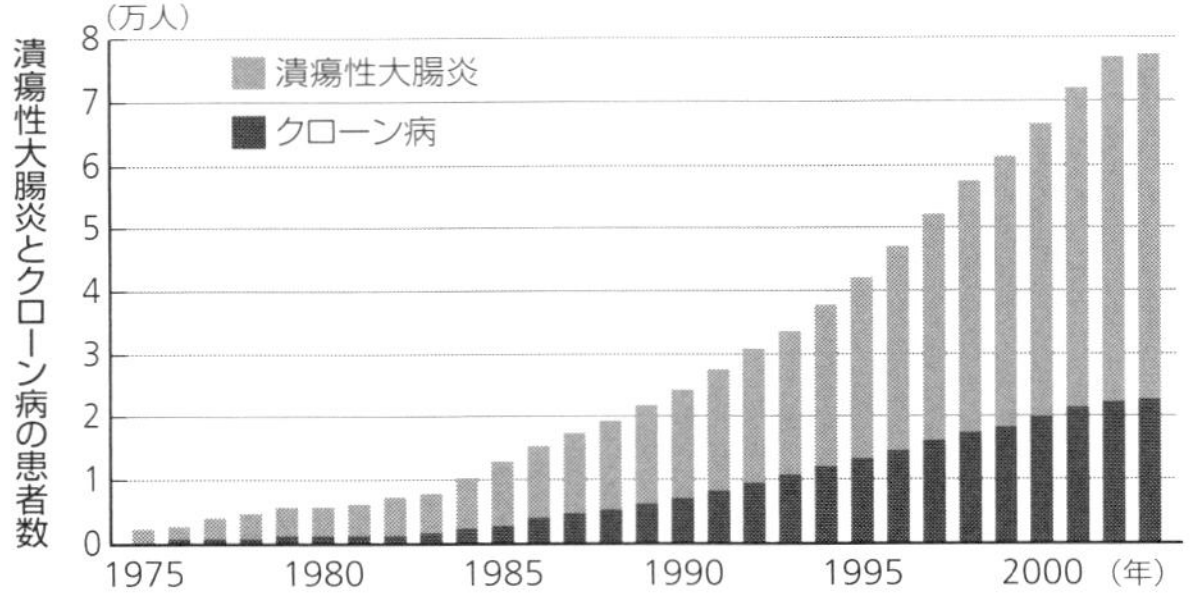

いたり、腸がひきつれて内容物が通過できなくなることがあり、そのたびに手術が必要になります。どちらの病気も大腸がんを発症しやすく、一般の人とくらべて大腸がんの危険が50～100倍高いと考えられています。

クローン病とは変わった病名ですが、クローンは、この病気を初めて報告した研究者の名前です。ＳＦ映画に出てくるクローン人間とか、１９９６年に誕生して大きな議論を呼んだクローン羊ドリーとは関係がなく、英語で書くとつづりも異なります。

潰瘍性大腸炎もクローン病も原因は不明ながら、現時点では、**もともと発症しやすい体質を持つ人に、免疫異常が重なって引き起こされる**のではないかと考えられています。

ストレスだけで発症することはないものの、きまじめで頑固な人に多いことを示すデータもあって、ストレスがあると症状が重くなる傾向があるようです。それも、大きなストレスをドカンと受けるより、**小さなストレスがだらだら続くほうが病気の発症と悪化に結びつく**といわれています。

過敏性腸症候群は調べても異常が見つからないのに対して、潰瘍性大腸炎やクローン病では実際に潰瘍ができます。これだけ聞くと無関係な病気のように思えますが、過敏性腸症候群の人は、健康な人と比較して、潰瘍性大腸炎またはクローン病を16倍も発症しやすいとされています。

異常が目に見える病気と見えない病気は、意外と近いところにあるようです。

消化管の難病を治療する鍵は食物繊維？

潰瘍性大腸炎やクローン病で起きる免疫異常は、ちょっと変わったタイプのものです。

免疫細胞は、普段は体にとって有害なものを取り除いていますが、ふとしたはずみで勘違いして、スギ花粉やホコリなどの無害な物質を有害と判断し、攻撃してしまうことがあります。これがアレルギー反応です。

潰瘍性大腸炎やクローン病では、腸に存在する無数の免疫細胞が**自分の消化管の粘膜を敵とみなして攻撃**します。最大の味方であるはずの免疫細胞が、突然牙をむいておそいかかってくるわけです。

こういう病気は消化管以外でも知られていて、まとめて**自己免疫疾患**《じこめんえきしっかん》と呼んでいます。自分に対して免疫反応が起きることで発生する病気という意味です。

第2章の終わりのほうで、腸内細菌のバランスがくずれると免疫細胞が過剰に働くという話が出てきたのをおぼえていますか？　正義のヒーローであるはずの免疫のしくみが、無害な相手をおそったり、勢いあまってビルを壊したりすることがあると説明しました。

健康な人の体ではこんなことは起こりません。免疫細胞のなかにブレーキ係の細胞がいて、攻撃がいきすぎないように調節しているからです。最近の研究から、ブレーキ係の免疫細胞が増えるには、ある種の腸内細菌が必要なことがわかりました。正確にいうと、この腸内細菌が作る特殊な物質が必要なようです。

潰瘍性大腸炎やクローン病の人の腸では、この腸内細菌が大きく減少しています。まだ研究の途中ではありますが、これにより**ブレーキ係が減ってしまい、免疫反応の暴走を止められなくなっている**可能性があるわけです。

じつは、**この腸内細菌は食物繊維を餌として増える**ことがわかっています。潰瘍性大腸炎もクローン病も、昔は欧米に多く、日本では少ない病気でした。近年急速に増えている背景には、食生活の欧米化にともなう食物繊維の摂取量の低下があるのではないかという指摘があります。この続きは第5章で考えましょう。

ES、iPS細胞から作るミニ小腸への期待

潰瘍性大腸炎やクローン病の原因がこんなにも複雑なのは、私たちの消化管がただの「ちくわ」の穴ではなく、体の中と外から何重ものしくみで調節され、さらには心の状態とも結びついているからです。一箇所ほころびると音を立ててくずれ落ちる塔のように、一度失われた腸の健康のバランスを取り戻すのは、現代医学をもってしても簡単ではありません。

それでも21世紀に入って新しい治療法が次々に登場しています。ＥＳ細胞とｉＰＳ細胞には、あらゆる細胞に変化する能力があります。これらの細胞をもとにして、試験管の中で**長さ1～2センチメートルの小さな小腸**を作れるようになりました。

こうしてできた小腸はちゃんと物質を吸収しますし、下痢止めや便秘薬を与えると動き

が弱くなったり、活発になったりするそうです。ちょっと見てみたいですね。

　小さな腸をもちいて研究すれば、これらの病気が発生するしくみの解明や、治療薬の開発を安全に進めることができます。さらには、これと似た技術を使って、腸の正常な粘膜の細胞を大量に作り、病気ではがれた部分に移植する研究も行われています。

　そして、とんでもなく大胆な治療法の一つが、なんと、**寄生虫の卵を飲んで体に感染させる**というものです。

「寄生虫に感染しているとアレルギー性の病気になりにくい」という話を聞いたことはありませんか？　この話の根拠になっているのが、１９６０年代に寄生虫の駆除が進み、日本人の体から寄生虫がいなくなるにつれて、アトピー性皮膚炎や花粉症が増えたことです。

　アレルギー性の病気の増加が、寄生虫感染の減少と本当に関係しているかははっきりしていませんが、発展途上国に行って寄生虫に感染したところ、アトピー性皮膚炎が治ったという報告は少なくないようです。

　これを受けて、**豚鞭虫《ぶたべんちゅう》**という寄生虫の卵を飲んで免疫機能を変化させようという研究が行われています。豚鞭虫は豚やイノシシに寄生して下痢を引き起こしますが、人の体では深刻な症状を招くおそれは低く、飲んでも２週間程度で便と一緒に体から出ていくようです。まずは、絶対に安全で効果があることを確かめる必要がありますね。

他人の便を腸に注入!?

もう一つの大胆な治療法が、腸内細菌叢《そう》移植、別名、便移植です。腸内細菌は大腸を中心に数百兆個も住んでいて、さまざまな物質を作ることで、消化管はもちろん、体全体の健康に影響をおよぼしています。

先に見たように、過敏性腸症候群や潰瘍性大腸炎、クローン病の発生には腸内環境の乱れがかかわっていると考えられています。それならば、いっそのこと、**健康な人の腸内細菌を丸ごと移植**して、腸内環境を一気に正常な状態に戻したらどうだろう、というのが腸内細菌叢移植の考えかたです。はい、便を移植するのです。

といっても、そのまま入れるわけではもちろんなくて、健康な人の便を水に溶かし、フィルターでろ過したものを内視鏡を使って大腸または小腸に注入します。

アメリカやオーストラリアには健康な人の便を買い取るしくみがあるようですが、日本で便を提供できるのは、通常は二親等以内の家族と、夫または妻など限られた人たちです。一親等が親子で、二親等といえば血のつながった兄弟姉妹と祖父母、孫ですね。

過敏性腸症候群では、移植から1年以内に**70パーセントの患者でお腹の症状が改善した**という報告があります。潰瘍性大腸炎にはあまり効果がなかったものの、クローン病には効いたというデータも示されています。

ただし、移植の効果がいつまで続くかはわかっていませんし、そもそも、健康な人でも腸内細菌叢は一人一人違うのに、移植によって他の誰かとまったく同じ腸内環境にしたところで、それがその人にとって最適な腸内環境とは限らないのではないかという指摘もあります。腸内細菌叢移植が有効かどうか判断するには、まだ研究が必要です。

つらい症状をやわらげ、難しい病気から人々を解放するために、医学の発展が待たれるのはいうまでもありません。しかし、どんなに検査技術が進んでも、一人一人の胃腸の状態に24時間目を配り、かすかな不調にいち早く気づいて知らせてくれる装置を開発するのは不可能でしょう。

また、画期的な治療を受けて病気を治したところで、日常生活のなかで胃腸をいたわることがなければ、病気は形を変えて何度でもあらわれてきます。**管の声に耳をかたむけて、その健康を守る最終責任は、管を持つ私たち自身にある**のです。

続く第5章では、本書の内容をふりかえりながら、これまで管をあまり大切にしてこなかった人にもできる「管の健康法」を考えます。

第5章

管をいたわる健康法

管の点検、整備をお忘れなく

消化管にははっきりした入口と出口があり、食べたものは平均1日半かけて、長さ約9メートルの管の中を一方通行で通過します。このとき、**工場のベルトコンベヤーさながら**に、消化という加工処理が順に行われ、おもに小腸で栄養素が吸収されます。

本物のベルトコンベヤーは単純な構造ながら、作業が効率よく行えるため多くの現場で使われています。業務をとどこおりなく行うには日ごろの点検、整備が欠かせません。ベルトが真っすぐ進んで行かないと製品がつかえて大渋滞を起こしますし、ベルトに亀裂が入って切れてしまえば業務が停止するだけでなく、思わぬ事故につながります。

そのため、最新鋭の自動車工場から大型ゴミの処分場、さらには店頭の自動大判焼き機まで、ベルトコンベヤーを利用している現場では点検項目を表にして、わずかな不調も見逃さないようつとめています。

では、私たちは、これと同じくらい消化管の働きに心を向け、**いつも元気でいられるように負担となるものを取り除き、定期的に検査を受けているでしょうか？**

ここまで、消化管には食べものだけでなく、体にとって有害なものがひっきりなしに流れ込むこと、そして、消化管の機能は自律神経やホルモンが調整しており、ストレスの影響を受けやすいことを見てきました。本章では、口からスタートして消化管をずっとたどりながら、胃腸を強くするための生活習慣のポイントを一緒に確認していきましょう。

口と喉

口の健康が消化管と体を守る

消化管の入口である口の中には、細菌が約500種類も住んでいます。きちんと歯磨きできていれば心配ありませんが、**磨き残しがあると歯茎に炎症が起きて歯周病を招きます。**歯周病になるとしっかり噛むことができず、胃腸に負担がかかります。

しかし、話はこれにとどまりません。最近の研究から、**歯周病を起こす細菌が口から全身のあちこちに移動**して、強い毒素を出して健康をそこなうことがわかってきています。

肺炎を起こした人の肺を調べると、歯周病の菌がよく見つかります。口から気道に入り込み、肺まで流れていくのでしょう。肺炎の直接の原因というよりは、他の細菌やウイルスによる肺炎を起こりやすくしているようです。

また、歯周病菌が血液の流れに乗って心臓にやってくると、心臓を流れる血管に住みつき、毒素を出して動脈硬化を進行させます。そのため、**歯周病の人は狭心症や心筋梗塞の危険が高くなる**といわれています。

まだあります。認知症では脳の血管に動脈硬化が起こりますが、こういう血管を顕微鏡で観察すると、**血管の壁に歯周病菌がたくさん入り込んでいる**のがわかります。歯周病菌は、ここでも動脈硬化の進行を早めると考えられていて、その結果、脳の血管が破れる脳出血の発症率が14倍高くなります。

歯周病は消化管だけでなく、全身の健康に深刻な影響をおよぼすということです。

歯周病予防の基本は、何といっても**丁寧な歯磨き**です。最近は電動歯ブラシが出回っていますが、日本歯周病学会は、電動歯ブラシだけで口の中をすみずみまで磨くのは難しいうえに、使い過ぎると歯が余分にすりへるおそれがあるとして、普通の歯ブラシを使うようすすめています。

唾液には殺菌作用があるため、食事は落ち着いて、よく噛んで食べてください。あまり噛まずに早食いすると唾液が十分に分泌されません。だらだらと間食するのも禁物です。歯周病の菌は糖を栄養にしてネバネバした物質を作り出し、歯と歯茎にくっつくからです。

半年に一度は歯科医院で歯と歯茎の状態を調べてもらいましょう。

そして**禁煙**です。タバコの煙に含まれるニコチンは血管を収縮させるため、歯茎に酸素と栄養素、そして免疫細胞が行き届かなくなります。これにより、喫煙者は、非喫煙者とくらべて歯周病に約2〜8倍なりやすいことが知られています。

口内炎に効くのは意外にも「ブクブクうがい」

歯周病と同じく、しっかり嚙めなくなるのが口内炎です。口内炎にはビタミンがよいと聞き、一生懸命果物を食べる人がいます。確かに一部の口内炎はビタミンB_2の不足を原因として発生するため、口内炎の治療薬には、たいていビタミンB_2を含む各種のビタミンが入っています。

しかし、**ビタミン不足により発生する口内炎は全体のわずか10〜20パーセント**なので、ミカンを食べても、ビタミンが配合された治療薬を飲んでも、たいてい効果がありません。

こういう場合は、うがいを試してみてください。うがい薬でも水道の水でも効果はそれほど違いませんから、こだわる必要はないでしょう。何でうがいしても効き目は2〜3時間で薄れるため、起きているあいだは面倒でも数時間おきにうがいを繰り返します。

このとき行うのは、風邪を予防するために喉まで洗う「ガラガラうがい」ではなく、**口の中を清潔にするための「ブクブクうがい」**です。

それと同時に調べておきたいのが歯並びです。ずれた歯や、治療した部分が粘膜に当たって口内炎を引き起こすことがあるため、歯科医院で確認してもらってください。歯周病があれば、ついでに治してしまいましょう。

早食いにひそむ死の危険

さて、高齢者の喉のトラブルでもっとも注意が必要なのが誤嚥《ごえん》です。加齢による問題は、嚥下《えんげ》反射が適切に起こらなくなるうえに、歯が悪くてよく嚙めず、唾液の量も減ることです。

とくに、クッキーなどの乾燥した食品や、餅のように粘り気がある食品を安全に飲み込むには、小さくなるまで嚙んで、食べものを唾液としっかり混ぜることが大切です。ところが、高齢者はこれがうまくできません。

さらに危険なのが早食いです。高齢者が早食いすると、飲み込むスピードに嚥下反射がついていけず、**食べたものが気管に入りやすくなります**。こうなると気管に詰まるだけでなく、気管から肺に入り込んで肺炎を引き起こします。やはり、若いうちから、よく嚙む習慣を身につけておきたいものです。

じつは、**飲み込む力は40代からおとろえ始める**といわれています。とくに年齢の影響が出やすいのが男性です。男性は喉が大きいため、それだけ強い力で飲み込む必要があるからです。

アメリカのジョージ・W・ブッシュ元大統領がお菓子を気管に詰まらせて、短時間ながら意識不明になったのは55歳のときでした。「テレビを観ながら食べていたため注意がおろそかになった」と伝えられましたが、嚥下機能のおとろえもあったでしょう。

原因になったプレッツェルというお菓子の生地が固いことから、元大統領はのちの会見で、「プレッツェルを食べるときは、しっかり嚙んでから飲み込むように。お母さんの言うことをよく聞いてくださいよ」と述べています。

嚥下機能の低下が加齢によるものであれば、日ごろのトレーニングでかなり改善できるとされています。方法はさまざまですが、腹式呼吸、発音練習、嚥下とかかわる口、首、肩、胸などの筋肉をほぐす体操が基本です。腹式呼吸を訓練すると呼吸する力が高まって、誤嚥しても吐き出しやすくなります。

飲み込む際に大きな役割を果たすのが、喉仏を上下に動かす筋肉です。首の正面にある喉仏にさわりながら唾液を飲み込んでみてください。力強く動きますね。このことから、水を飲んで、喉仏がぐっと上がった状態をしばらく維持する訓練法が提唱されています。

嚥下は基本的に耳鼻咽喉科が専門で、リハビリテーション施設が嚥下訓練を取り入れる例も増えています。飲み込みにくさを感じたら早めに相談しましょう。

もう一つ大切なのが食べるときの姿勢です。猫背になって、あごが上がると、体の構造の関係で食べものが気管に入りやすくなります。背筋を伸ばして、あごを少し引いて食べましょう。高齢者の食事を手伝うときに、横に立って行うと高齢者のあごが上がってしまいます。**必ず自分も腰かけて介助してください。**

食道

喫煙、飲酒が食道がんを引き起こす

タバコというと、「肺がんになる」と考える人が多いのですが、喫煙者は喉から気管に続く部分にがんが約21倍できやすくなり、口の中のがんの発症率も約5倍高くなります。

図20　喫煙、飲酒が食道がんを引き起こす

40〜69歳の日本人男性約4万5000人を対象に、喫煙ならびに飲酒習慣を調べたうえで、その後10年のあいだに食道がんになった人の割合を調べました。下のグラフは喫煙しない人、飲酒しない人の食道がんの発症率を1として比較しています。

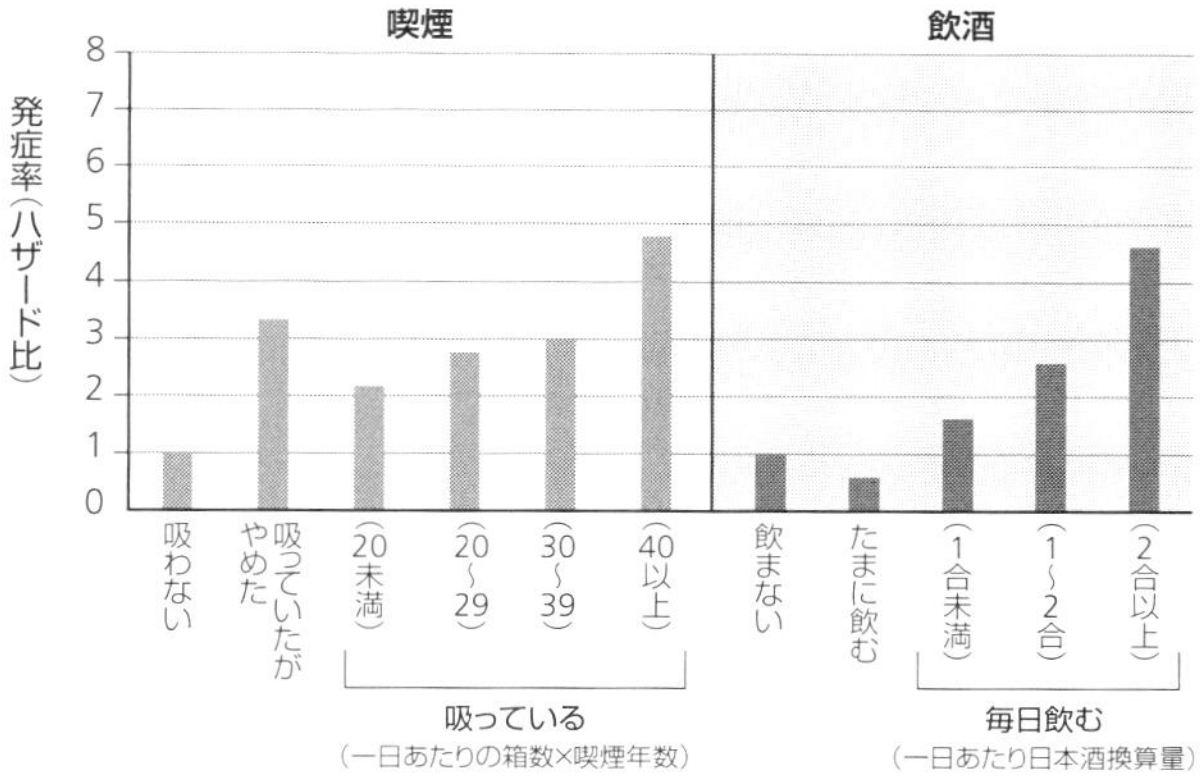

（Ishiguro S *et al., Cancer Lett.* 2009 Mar 18;275(2):240-6.より）

意外な落とし穴が食道です。**タバコの煙は食道にも流れ込みます。**図20の左のグラフに示すように、喫煙する人は、そうでない人とくらべて食道がんの発症率が最大で5倍近く高いことがわかっています。

食道を傷つけるのは、すき間から忍び込む煙だけではありません。飲んだアルコールがそのままの濃度で通過する食道は、アルコールの有害作用を受けやすく、**日本酒にして一日に2合以上飲む人は、飲まない人とくらべて食道がんが4・6倍多く発生します。**図20の右のグラフを見てください。

第3章で説明した茶粥や唐辛子と同じく、アルコールによって粘膜がただれ、細胞が繰り返し分裂するうちに、がん化が起きるのです。まさに踏んだりけったりです。

アルコール飲料に含まれる純粋なアルコールの量にもとづいて換算すると、日本酒1合はビールないし発泡酒中びん1本、焼酎0・6合、ワイン4分の1本、缶チューハイ1・5缶に相当します。

ただし、食道や喉のがんに関しては、一日に飲む量だけでなく、アルコール度数が上がるにつれて発がんの危険が高くなります。粘膜への刺激がそれだけ強くなるからです。ウイスキー、テキーラ、ブランデー、焼酎などの**アルコール度数の高い飲料は、ストレートではなく必ず割って飲みましょう**。

逆流性食道炎を招く食べもの

第3章で見たように、逆流性食道炎になる人の割合は、1988年からの約20年間で4・8倍上がりました。増加の原因と考えられているのが**ピロリ菌の感染率の低下**と**食生活の変化**、そして**内臓脂肪の増加**です。

ピロリ菌に感染していると逆流性食道炎になりにくいのは、ピロリ菌によって胃酸の量が少なくなるからです。とはいえ、逆流性食道炎を治療するために、わざわざピロリ菌を感染させるわけにはいきません。そのため、通常は胃酸をおさえる薬を飲みます。

食生活の変化というのは、胃の壁を刺激して胃酸の分泌を高め、逆流を促すような食品の摂取量が増えたことです。具体的には、コーヒー、紅茶などカフェインの多い飲料、チョコレート、唐辛子やネギなど刺激の強いもの、ひどく酸っぱいもの、炭酸飲料などです。

この他に、脂肪の多い肉や洋菓子、揚げものなども問題です。脂肪を含む食べものが十二指腸にやってくると、次の内容物がしばらく流れてこないように胃の動きをおさえるホルモンが分泌されると説明しました。じつは、このホルモンには食道と胃の境にある筋肉をゆるめる性質もあるため、**胃酸が逆流しやすくなります**。

また、早食いも禁物です。早食いすると、食べものと一緒に空気を飲み込みやすくなり、これがげっぷになって出てくるときに胃酸が上がってしまいます。

逆に有効なのが、しっかり嚙むことです。よく嚙むと唾液がたくさん分泌されます。唾液はややアルカリ性なので胃酸をある程度中和しますし、胃酸を薄めることにもなるため、胃酸の刺激をやわらげることができると考えられています。

ときどき、「逆流を防ぐには、食後は静かに横になるといいんですか？」と質問されることがあります。確かに、体を真っすぐ起こしていると、よけいげっぷが出やすくなるといわれています。しかし、横になるにしても、完全に寝転がるのではなく、**食後3時間くらいは何かにもたれて、頭を高くしておく**ほうがよいと思われます。

食べものではありませんが、タバコとアルコールはどちらも逆流性食道炎を招きます。食道と胃の境にある筋肉をゆるめる作用があるからです。**禁煙の効果は抜群**で、逆流性食道炎と診断された喫煙者に禁煙してもらったところ、特別な治療を受けなくても一年後には半数近くが逆流性食道炎が治ったと報告されています。まずは禁煙ということですね。

胃

逆流性食道炎、ゆるんだ巾着との付き合いかた

逆流性食道炎が増えたもう一つの原因が、お腹の脂肪、正確には内臓脂肪の蓄積です。お腹の空間には限りがあるため、内臓脂肪は増えるにつれて臓器を圧迫するようになります。胃に関しては下から押し上げるような形になるので、**本来なら小腸に流れていくはずの食べものが進むに進めず、逆流しやすくなります。**

内臓脂肪がどのくらいたまっているか正確に調べるには、お腹のCTスキャン検査を受ける必要がありますが、簡単にできるチェック法は、20歳のころと体重をくらべてみることです。10キログラム以上増えていたら危険信号です。

内臓脂肪が気になる人は、まずは脂肪の摂取を控えてください。そして、歩く、階段を使う、自転車をこぐなどの**有酸素運動を一日に合計30分、週に5日以上**行って、内臓脂肪を燃やしてしまいましょう。

かりに内臓脂肪が付いていなくても、お腹を圧迫すれば胃酸が上がります。巾着の口がゆるくなっているときに、袋をぎゅっとにぎれば中身が口からあふれますね。それと同じことが起きるわけです。前かがみの姿勢をできるだけ避けて、ベルトや締め付けるタイプの下着でお腹をしぼらないようにしてください。

どちら向きで寝るのがよいか

逆流性食道炎を予防し、改善するには、睡眠中の姿勢も大切です。寝るときくらいのびのびさせてよ、と、うんざりしたかもしれませんね。しかし、**姿勢によっては、喫煙、飲酒と同じくらい逆流性食道炎が悪化する**ことがわかっています。一日の3分の1近くを寝て過ごすのですから、影響が大きいのも納得です。

といっても、難しいことではありません。ポイントは、「大きめの枕かクッションを使って、頭だけでなく肩の下まで持ち上げる」ことと、「左側を下にして寝る」ことです。

寝るときの姿勢でおそらくもっともよいのは、あお向けで、上半身だけを45度くらい持ち上げた状態です。頭部が上がるリクライニング式のベッドがあればよいのですが、なくてもかまいません。その場合は枕かクッション、座布団、丸めた毛布などを使って肩全体を持ち上げてください。

横向きで寝るなら右向きのほうがよいという考えかたもあります。胃の形から考えると、右を下にするほうが胃酸が逆流しにくいというのですが、**右が下だと巾着の口がゆるみやすい**とされ、総合的に考えると左

図21　寝るときは左向きがよさそうだ

体を右向き、または左向きにしたときの胃酸の状態を示した図です。右を下にすると巾着の口がゆるむとされているため、左を下にして寝るのが基本です。

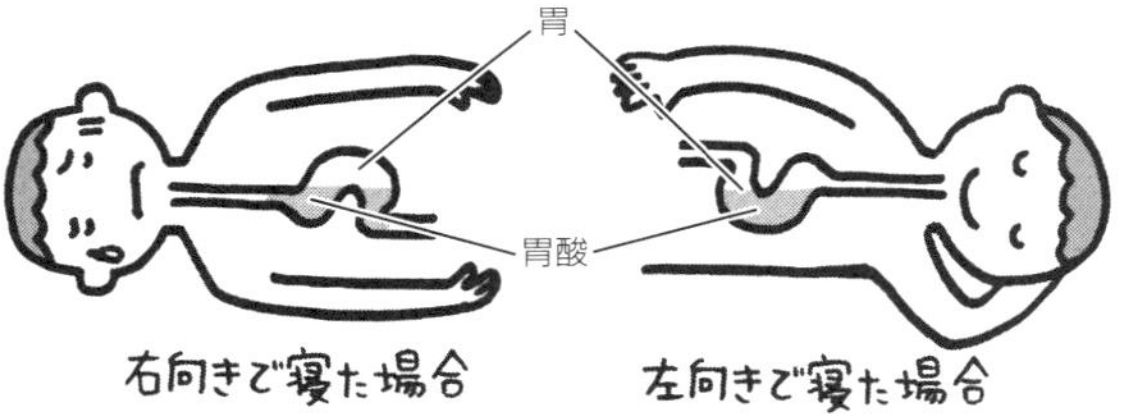

向きのほうがよいと思われます。図21に、それぞれの姿勢で寝たときの胃酸の状態を示しました。

ただし、胃の形や位置には個人差があります。胃酸が上がってくれば自分でわかりますから、どちら向きが自分にとって心地よいか、実際に試してみましょう。

「胃にやさしい食事」の誤解

「胃が弱っているときは、胃に負担がかからないように消化によいものを食べましょう」という言葉はよく耳にします。正確にいうと、胃は消化作業をもともとあまり行っていません。脂肪と炭水化物の消化はほぼゼロで、蛋白質を途中まで分解するくらいです。

胃のおもな任務は消化の下準備です。胃液を分泌しながら、蠕動運動によって食べものを攪拌し、どろどろにしています。となると、**胃の負担にならないものとは、攪拌が楽で、胃からスムーズに出て行く食べもの**、ということになります。

攪拌に時間がかかるのは脂肪と食物繊維を含む食品なので、**脂肪の多い肉と魚、食物繊維の多いキノコや野菜は元気になるまで控えましょう**。少量ならかまいませんが、食物繊維の多い食品は、繊維の走りかたをよく見て、繊維が短くなる方向で切り、細かく刻み、

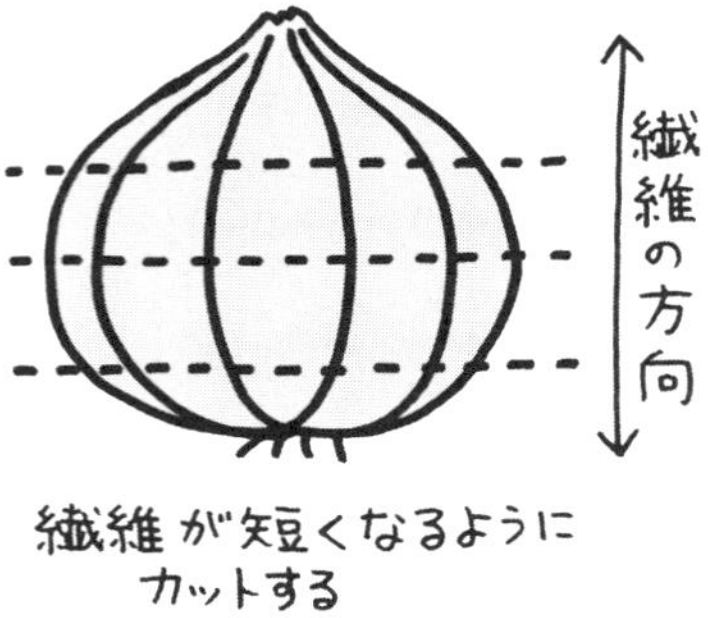

口に胃の代わりをさせるつもりで、よく噛んでください。攪拌しやすい食品であっても食べ過ぎはいけません。一日3食にこだわらず、何回かに分けて食べれば負担が軽くなります。

風邪や疲れ、飲み過ぎ、食べ過ぎで胃が痛いときは、胃酸の分泌を高める食品を控えるのが有効です。カフェインの多い飲料とチョコレート、唐辛子やネギなど刺激の強いもの、酸っぱいもの、炭酸飲料などでしたね。ストレスもできるだけ避けたいところです。

ひところは、胃が荒れているときに牛乳を飲むと、粘膜に膜を張って、回復を助けると考えられていました。温かい牛乳には心も体も温めてくれるイメージがあります。

しかし、研究によると、牛乳で胃の症状が早くおさまることはなく、むしろ牛乳に含まれる脂肪が胃酸の分泌を促すようです。**牛乳は控えるか、低脂肪、無脂肪のものにするの**が無難です。

弱った胃には刺身か焼き魚か

調理法と蛋白質の消化しやすさの関係については、科学的な研究がいくつも行われています。そのなかに、同じ魚を、生のまま、煮る、焼く、蒸す、干すなど、さまざまな方法で調理して、そこに胃液に近い成分の液体をかけ、同じ時間で蛋白質がどのくらい分解されるか比較したものがあります。結果はどうだったと思いますか？

もっとも消化しやすかったのは生のまま、そして煮魚と蒸し魚、干し魚でした。次が酢につけた魚、揚げた魚で、消化に手間取ったのが焼き魚、そして一番消化しにくかったのが塩漬けした魚でした。生のほうが消化によいというのは意外ですね。

これに似た実験は卵でも行われていて、**もっとも消化しやすく、栄養素の吸収がよいのが半熟卵**だったそうです。生卵とゆで卵は消化にいずれも2時間半程度かかるのに対して、半熟卵は1時間半と記載されています。焼いて目玉焼きにすると3時間かかりました。魚と同じく、焼くと消化が悪くなるわけです。

その原因は、蛋白質は長く加熱するほど、そして加熱温度が高くなるほど固まる性質があることです。揚げた魚より焼き魚のほうが消化しにくかったのは調理時間が長いせいでしょう。蒸し料理も時間がかかりますが、加熱温度が100度を超えません。塩漬けした魚は加熱はしないものの、塩のせいで水分が抜けて、身がしまったと思われます。

これらの注意は機能性ディスペプシアの人にも当てはまります。蠕動に時間がかかると食べものが胃の壁を刺激して、胃もたれや胃の痛みを招くからです。調子が悪いときは脂肪と食物繊維の多い食べもの、揚げものと焼きもの、そして塩蔵食品を避けましょう。

牛乳で悪酔いは防げない

さて、「飲み会の前に牛乳を飲んでおくと、胃の壁に膜のように広がってアルコールの吸収をおさえるから悪酔いしない」と聞いたことはありませんか？

牛乳には蛋白質が多いので、胃に入ると胃酸の作用でどろどろになります。このおかげで、アルコールの刺激が多少やわらぐ効果は期待できます。

しかし、アルコールの分子は非常に小さいので、牛乳の「膜」の隙間を難なく通り抜けてしまいます。それ以上に、**アルコールは大部分が小腸で吸収される**のですから、胃に膜を張っても悪酔いを防ぐ効果はなさそうです。

では、「お酒の前に！」と、しきりに宣伝しているウコンはどうでしょう。ウコンはシヨウガの一種で、ターメリックという別名でカレーのスパイスにもなっています。ウコンを飲むと肝臓がしっかり働いて、アルコールの分解がはかどるイメージがありますが、厳密な研究に限ってみると、ウコンが肝臓の機能を高める証拠は見当たりません。

それどころか、**ウコンが逆に肝臓を障害するおそれがある**のです。

問題はウコンに鉄が多く含まれていることです。肝臓はもともと鉄が多いのですが、ウコンをたくさん摂取すると肝臓に鉄が過剰にたまります。

金属の鉄は酸素に触れるとサビますね。それと同じで、肝臓にたまった鉄も酸素と結びつき、このとき強い毒性物質が作られます。肝臓が弱っていると、この物質が肝臓の細胞を傷つけて、**肝炎や肝硬変、さらには肝臓がんを招く**ことがあります。

また、ウコンは胃酸と胆汁の分泌を増やすことがわかっています。少量なら心配ないものの、胃潰瘍とか逆流性食道炎、胆石を指摘されている人は要注意です。

早期胃がんに自覚症状はほとんどない

国立がん研究センターの「2018年のがん統計予測」によると、この年あらたに胃がんと診断される人は12万8700人にのぼり、男女合わせて4万5900人が胃がんで亡くなるとされています。発症率も死亡率も近年低下を続けているとはいえ、胃がんはこんにちも多くの人を苦しめています。

がんが小さいうちに発見できればよいのですが、**初期には自覚症状がほとんどありません**。あるとしたら、みぞおちの痛みや、空腹時ないし食後のにぶい痛みがあげられます。食欲低下や吐き気、吐血、そして、がんができた場所によっては胸焼けをはじめ、逆流性食道炎に似た症状が起きることもあります。

ただし、これらは胃がんそのものの症状ではなく、一緒に発生している胃炎や胃潰瘍の症状であることが多いようです。そのため、胃薬を飲むと症状がおさまるので、「治ったってことは胃がんじゃなかったんだ」と勘違いしがちです。胃がんを早期に発見するには、やはり、**定期的に胃の検査を受けるしかない**わけです。

会社や地域で行われる胃がん検診では、バリウムを飲んで撮影する造影検査が大部分で、人間ドックでは希望に応じて内視鏡検査が受けられることがあります。ときどき、「やっぱり内視鏡検査のほうがいいんですか？」とか、「造影検査なんて意味がないのよね」と聞かれることがありますが、さて、本当はどうなのでしょうか。

管の強みは内視鏡検査ができること

内視鏡検査では、内視鏡という細長いチューブの先にカメラをつけて、管の内部や内臓の様子を観察します。

口または鼻から内視鏡を入れれば食道、胃、小腸の一部である十二指腸まで見られますし、肛門からたどれば大腸全体を検査できます。最近は、通常より長い特別な内視鏡を使って、十二指腸の先の小腸も観察できるようになっています。

さらに、膵臓からやってくる膵管と、胆嚢から流れ出す胆管は十二指腸に出口があるため、口からずっと内視鏡を入れて膵管、胆管を調べることもあります。

生きている人の胃に管を入れて、中を初めて観察したのはドイツ人の医師で、1868年のことでした。長さ47センチメートルの金属の管を使い、剣を飲み込む大道芸人で実験したそうです。

医学検査に使える本格的な内視鏡の開発はおもに日本で進められ、1950年に一号機が誕生しています。その後も改良を重ねた結果、現在ではハイビジョン技術をもちいて、高画質の画像が得られる内視鏡や、直径がうどん一本くらいで、鼻から入れる内視鏡が作られています。

ただ、細い内視鏡は検査を受けるのは楽でも、性能の点では、口から入れる一回り太い内視鏡におとるようです。難しいところですね。

消化管の他に、気道に内視鏡を入れる気管支鏡検査もあります。消化管用の内視鏡より細いチューブを口か鼻から入れて、気管が細かく枝分かれした先まで進め、肺の様子を調べます。尿の出口から膀胱までたどる膀胱内視鏡検査もあり、男性の前立腺を観察できます。

いずれの内視鏡検査でも、観察するだけでなく、あやしい組織があれば小さく切り取って顕微鏡で詳しく調べたり、入り込んだ異物や、体内でできた石を取り除いたりできます。

さらに、最近は**カプセル型の内視鏡**も登場しています。チューブを入れるかわりに、大きめのカプセルを口から飲み込むだけの手軽さです。カプセルは消化管の蠕動運動によって進んでゆき、内蔵されたカメラが画像を撮影して、8時間にわたって体の外に送信します。

小腸は消化管の入口からも出口からも離れているため内部の様子が知られておらず、**消化管における暗黒大陸**と呼ばれてきました。しかし、カプセル内視鏡の進歩により小腸の病気に関する情報が集まったことで、診断と治療法の研究がおおいに進みました。

検査の負担が軽いのは長所ですが、**気になる場所があっても止まって観察するのが難しく、組織を切り取ることもできない**ので、いまのところカプセル内視鏡の検査能力は、通常の内視鏡には遠くおよびません。また、とくに胃は中が広いため、通過するだけのカプセルで壁全体を観察するのは不可能です。どの検査にも強みと弱みがあるわけです。

内視鏡にも死角あり

胃がん検診についていうと、技術と経験を持つ医師が内視鏡検査を行えば、胃がんを早期発見できる可能性が高いと考えられます。定評のある消化器系の専門医が近くにいるなら内視鏡検査を受けるのがよいでしょう。

日本で行われた調査では、前回から3年以内に内視鏡検査による胃がん検診を受けた人は、そうでない人とくらべて、**胃がんによる死亡率が約30パーセント低い**ことが示されています。

その一方で、一部には、専門医であっても早期胃がんの20〜40パーセントを発見できなかったという調査報告も存在します。人の体は複雑で個人差があり、そこに胃炎や胃潰瘍による変化も重なるとなれば、小さな胃がんの発見は簡単ではないということです。

これに対して造影検査は、一定の正確さでがんを発見できるうえに、機械をバスに積んで、海辺の町でも農山村でも出かけて行って、検査を実施できる強みがあります。胃の壁全体を見渡せることから、現在でも、お腹を切る胃がん手術の前には必ず造影検査を行います。「受けても意味がない」は言い過ぎです。

国立がん研究センターの「社会と健康研究センター検診研究部」は、がんによる死亡率を下げるのに役立つことが科学的に証明されているかどうかで検査法を評価しています。これによると、内視鏡検査と造影検査のどちらにも死亡率を下げる効果があり、**いずれも胃がん検診として推奨できる**とのことでした。

ただし、注意点として、造影検査ではバリウムを飲む際の誤嚥に注意すること、そして内視鏡検査では、心配ない変化まで病気ととらえて過剰な治療を行わないこと、喉の麻酔薬による副作用と、食道と胃の粘膜を傷つけるおそれがゼロではないことをあげながら、事前に十分な説明をするよう求めています。

地域の事情で近くに専門医がいない人や、どうも内視鏡検査は苦手だという人は、造影検査でかまわないので、とにかく検診を受けましょう。そのうえで、**50歳以上の人は、可能であれば3年に一度、内視鏡検査を受けておくと安心**です。

夏の食欲低下は心配ない

怖い胃がんの話を見てきましたが、食欲低下のなかでも通常は心配のないものがあります。蒸し暑い夏になると、よくある話がこちらです。「朝から体が重くて食欲がない。冷たい飲みものばかり欲しくなる。お腹も少し壊し気味。こりゃ完全に夏バテだ。鰻か焼肉でも食べて、胃腸に活を入れなきゃいけないな」。

残念ながら、カロリーの高いものをどんなに食べても夏バテを解消することはできません。なぜなら、**夏バテの原因は暑さによる食欲低下ではなく、おもに、屋外と屋内の温度差による自律神経の乱れ**だからです。

冷房が効いた屋内で体が冷えると、体温を一定に保つために交感神経が働いて、血管をぎゅっと収縮させます。暑い屋外から建物に入るたびに交感神経が緊張するので、エネルギーを消耗し、やがて自律神経のバランスが崩れます。

ストレスというと仕事や人間関係の悩みを思い浮かべますが、気温の急激な変動も立派なストレスです。こうして全身のだるさがあらわれ、消化管の働きが悪くなります。これがいわゆる夏バテなので、鰻や焼肉、ビールで胃腸を「きたえ直そう」としたところで、かえってお腹を壊すことになりかねません。

そもそも、夏の食欲低下は問題ないことが多いものです。冬場に寒いなかで体温を維持するには、体内でエネルギーを大量に燃やす必要があります。そのため、秋から冬にかけては、「天高く馬肥ゆる秋」というように自然に食欲が高まります。

この反対に、暑い夏にはわざわざエネルギーを燃やす必要がないため、食欲が自然に下がるようにできているからです。

それよりも大切なのは、**部屋の中と外の温度差を小さくする**ことです。扇風機を上手く使って冷房を弱くし、水分を十分に摂取しましょう。外出は涼しい時間帯に。食欲がなければ無理に食べなくてもかまいませんが、**体に蓄積できないビタミンとミネラルだけは意識して摂ってください**。

小腸と大腸

腹巻きに効果はあるか

温度の変化と関係する胃腸のトラブルには、他にも、冷たいものの摂り過ぎや、寝冷えでお腹を冷やしたことによる腹痛と下痢があります。

冷たいものでお腹が痛くなるのは、消化管が冷えて消化不良が起きるからと考えられます。通常は胃にとどまるあいだに適温になりますが、冷たいものを大量に摂取すると冷えたまま小腸に進みます。胃と腸には温度を感じる神経がないものの、粘膜が冷えれば機能が低下しますし、冷たい刺激で逆に蠕動が過剰になることが知られています。

これに対して、寝冷えで腹痛が起きる原因はよくわかっていません。お腹には重要な臓器が集まっているので、**気温が下がってもお腹の奥の温度は維持されるから**です。

たとえば、**体内でもっとも温かいのは肝臓**とされています。牛や鶏のレバーは赤黒い色をしていますね。人の肝臓も同じで、あれは大量に集まった血液の色です。肝臓は生命を維持するのに欠かせない機能をいくつも果たしているため、温かい血液がたっぷり流れて、つねに温められ、必要な反応をとどこおりなく行えるようになっています。

196ページの図22は体のあちこちで測った体温の目安です。手足が冷えても、重要な臓器が集まる脳と胸、お腹は温かいことがわかります。冷たいものをガンガン飲んだならともかく、パジャマからお腹が出たくらいで消化管の温度が下がることは考えにくいのです。

図22　お腹は冷えないように守られている

左の図に示すように、気温の高いところにいるときは全身がまんべんなく温まっていますが、右の図の室温では、重要な臓器が集まる脳と胸、お腹の温度が優先的に維持されています。寝冷えするだけで消化管が冷えることはなさそうです。

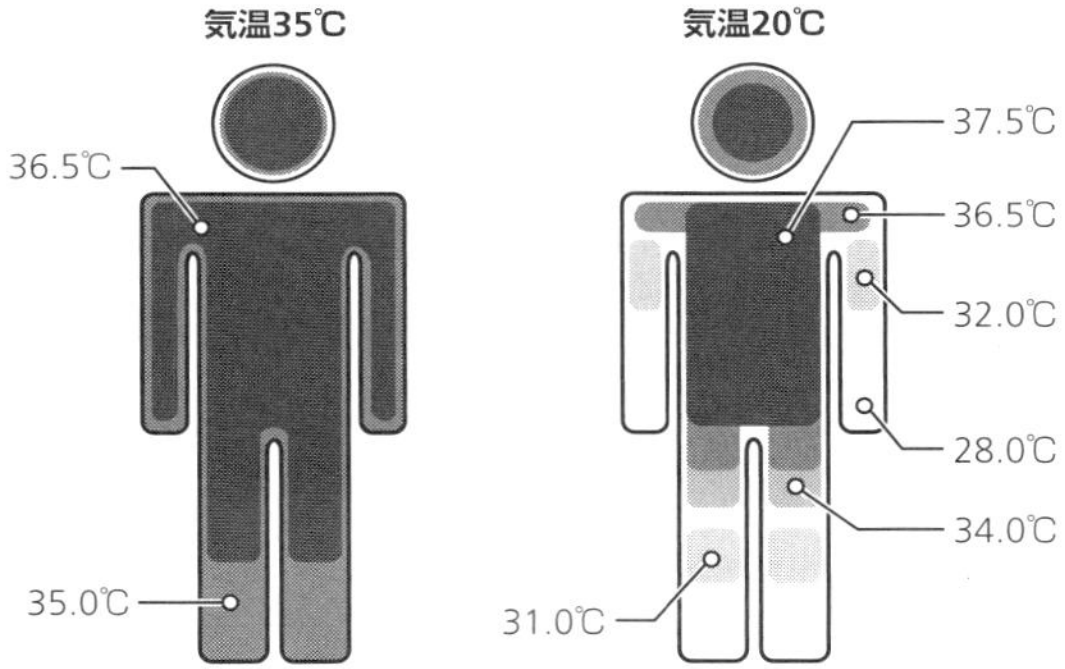

（Aschoff J and Wever R, *Die Naturwissenschaften,* (1958) 45(20), 477-485.より）

可能性としては、少し前に夏バテのところで見た屋外と屋内の温度差が、**体の表面と深部**で起きることがあげられます。消化管が温かくても体の表面が冷え切っていると、全身をめぐる血液や神経は極端な温度差にさらされます。この状態を脳がストレスと感じて、消化管のトラブルが引き起こされるのかもしれません。

では、腹巻きにはどんな効果があるのでしょうか。腹巻きは冬だけでなく夏の冷房からもお腹を守るとされ、女性にも隠れた愛用者が多いといわれています。先に書いたように、消化管の温度が簡単に下がることはないので、その意味では腹巻きは必要ありません。

ただし、**お腹の浅い部分を冷やさない効果**はありますし、腹巻きで温められた血液が手足などの冷えやすい場所に流れれば、気持ちよく過ごせるでしょう。

一説によると、腹巻きが一般的なのは世界でも日本だけだそうです。もしそうなら、「大切に思うものを丁寧に包む」という日本の伝統的な考えかたとの関連を思わせます。

お腹という大切な場所を守り、温めていることで安心感が得られるのなら、ぜひ腹巻きを使ってください。消化管を含む管はストレスの影響を受けやすく、その分、リラックスできることが重要だからです。

男性も年齢とともに便秘の悩みが増えてくる

第3章でふれたように、内臓脂肪が腸を圧迫して自然な蠕動運動がさまたげられると便秘が起こります。便秘というと女性の悩みと思われがちですが、本当のところはどうでしょうか。便秘に悩む人の割合を年代別、男女別に示した198ページの図23のグラフを見てください。

確かに、若いあいだは女性が男性を大きく上回っています。しかし、年齢を重ねると男

図23　便秘は女性だけの悩みじゃない！

便秘は女性に多いイメージがありますが、60歳を過ぎると男性も便秘に悩む人が急速に増加します。

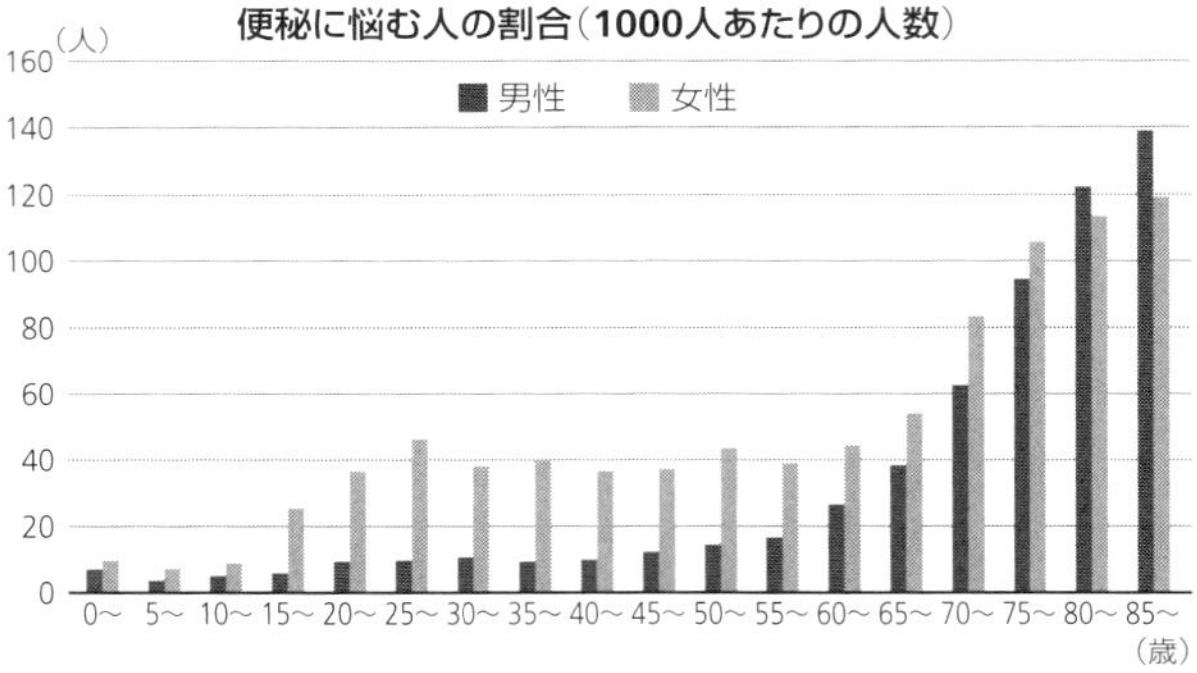

（厚生労働省「平成25年　国民生活基礎調査の概況」より）

性も筋力が低下するので、60代ごろから便秘に悩む人が増えていき、80代以上になると女性の発症率を上回ります。そのうえ、よけいな内臓脂肪がついて腸を圧迫すれば、内容物の動きがさらに悪くなるでしょう。

ただし、自分では便秘と思い込んでいても、医学的には便秘というほどではないことがよくあります。お通じが週に2、3回であっても、腹痛とか、便が残っている感じがなければ通常は問題ありません。

いわゆる「宿便」はどうでしょうか？

宿便とは、腸の壁に張りついたまま何週間も、ときに何ヵ月も体内にとどまる便のことで、インターネットサイトなどには、「断食して水しか飲まなくても便が出てきます。これが宿便です」と書かれていることがあります。

もし、そんなものがたまっているなら、いかにも体に悪そうですが、実際には、便がそんなに長く体内にたまることはありません。

断食しても便が出てくるのは、便が食べたものの残りかすだけでできているわけではないからです。あるデータによると、**食べたものの残りは便全体のわずか5パーセント**で、約80パーセントが水分、約8パーセントがはがれて落ちた腸の壁の細胞、そして約7パーセントが腸内細菌の死がいでした。

小腸だけでなく大腸の壁の細胞も、速いペースで新しい細胞に置き換わっています。3〜4日ではがれ落ち、1週間もしないうちに壁全体の細胞が入れ替わるため、壁に何かが張りついていても、このとき一緒にはがれます。同じく胃の粘膜の細胞も3〜5日で入れ替わるので、便には胃と小腸と大腸の細胞が混じっていることになります。

「便秘が続くと大腸がんになるのでは」と心配する人もいますが、日本で実施された大規模な調査から、**お通じが毎日ある人も、週に2、3回しかない人も、大腸がんの発症率は変わらない**という結果が得られています。

ただし、逆に大腸がんが原因で便秘になることがあるため、生活に気をつけていても便秘が改善しない場合は、市販の下剤を繰り返し使う前に病院で調べてもらいましょう。便に血がついているとか、腹痛を繰り返す、そして、以前は便秘ではなかったのに、便秘の傾向が一ヵ月くらい続いている場合も同様です。

「便秘に食物繊維」の注意点

便秘対策の基本といえば、やはり食物繊維と水分の摂取です。

食物繊維には水に溶けるものと溶けないものがあるのはご存じでしょうか。水に溶ける水溶性食物繊維は、海藻、キノコ、オクラ、山芋、ゴボウ、納豆などに多く、水を抱え込むことで腸の内容物にとろみを与え、固くなるのを防ぎます。

もう一方の水に溶けない不溶性食物繊維は、穀物、野菜、豆、キノコ、海藻に豊富で、便の量を増やして腸を刺激し、蠕動を高めます。こうして見ると、水溶性食物繊維と不溶性食物繊維の両方が入っている食品もありますね。

ストレスによる便秘では蠕動運動そのものは強いので、**不溶性食物繊維で蠕動を強めても便秘は改善せず、腹痛にみまわれる**ことがあります。

ただし、サプリメントではなく、食事から食物繊維を摂取する分には、ちょっとやそっとで摂り過ぎになることは考えられません。神経質になって不溶性食物繊維を避けようとするよりは、バランスよく食べることを優先させてください。

腸内環境を整えるにはヨーグルトより食物繊維を

潰瘍性大腸炎やクローン病では、免疫反応の行き過ぎを防ぐブレーキ係の免疫細胞が減少し、そのせいで免疫異常が起きていると考えられています。この話、おぼえていますか？　ブレーキ係の免疫細胞を増やすには、ある種の腸内細菌が増える必要があります。

この腸内細菌は食物繊維を餌にしているので、**食物繊維をしっかり摂取すれば腸内細菌が増えて、ブレーキ係の免疫細胞を増やせる**わけです。そうなれば、腸の中だけでなく全身の免疫機能を整えられる可能性があります。

まるで「風が吹けば桶屋がもうかる」ですが、病気というほどではないものの、何となくお腹の調子が気になる人にも食物繊維は効果的です。

腸内細菌のバランスを整えて免疫機能を高めるというと、ヨーグルトをはじめとするプロバイオティクス食品を食べるのがよいと考える人がよくいます。プロバイオティクス食品とは、腸内細菌のバランスを改善することで有益な作用をもたらすと考えられる微生物が入った食品のことです。

プロバイオティクス食品による過敏性腸症候群の改善効果については、結果がばらばらで正式な結論は出ていないものの、総合的に考えれば有効だろうとされています。

ただし、市販の製品から善玉菌を摂取するとなると、**宣伝しているほどの効果があるかは疑問**です。腸内細菌は大腸を中心に全部で数百兆個も住んでいます。しかしながら、ヨーグルトを400グラム入りの大きなパック丸ごと食べても、善玉菌は約40億個しか増えません。これは**腸内細菌全体の0・0004パーセント以下**に過ぎず、腸内環境を変えるにはとても足りないのです。

しかも、ほとんどの善玉菌は、2日からせいぜい1週間で体から追い出されてしまいます。腸内細菌は激しい生存競争を繰り広げていて、善玉菌同士でも餌の取り合いをしているからです。実験室で育ったやさしい善玉菌が、もとからいる野生の善玉菌を押しのけて餌を確保するのはほぼ不可能でしょう。

それより確実なのは、餌となる食物繊維をたっぷり与えて、厳しい戦いを勝ち抜いてきた**強い善玉菌を増やす**ことです。第2章で、ウサギは盲腸に腸内細菌がたくさんいて、草に含まれる食物繊維を分解していると書きました。人のお腹でも、大腸全体に住んでいる善玉菌が食物繊維を餌として食べ、どんどん分解しています。

人の場合はこれによってエネルギーを得るというよりは、食物繊維の分解によってできるさまざまな有効成分を、善玉菌のおこぼれをもらう形で利用しています。

善玉菌を増やす効果は、不溶性食物繊維より水溶性食物繊維のほうが高いとされていますが、細かいことは気にせず、積極的に摂取してください。

便秘の解消にはコーヒー、紅茶でなく水を飲む

水分の摂取はどうでしょうか。欧米で行われた研究をもとに、便秘の人は一日に水を2リットル以上飲むべきだとする主張を見かけます。といっても、毎日これだけペットボトルで飲まなければいけないわけではありません。

食事にも水分が含まれており、とくに**和食は欧米の食事とくらべて料理全体の水分量が多め**です。ご飯とパンだけ見ても違いは明らかですね。日本人が食事から摂取する水分は味噌汁、お吸い物を含めると一日に1・2～1・5リットルになるようです。そう考えると、食事の他に500ミリリットルのペットボトルで2本も飲めば十分でしょう。「今日は和食じゃなかったな」というときは少し余分に飲んでください。

ただし、コーヒー、紅茶などのカフェインが多い飲料とアルコールは尿の量を増やす作用を持つため、便の水分が逆に減るおそれがあります。おすすめは、たっぷり飲んでも**カフェインが少ない玄米茶、麦茶などです**。水かぬるま湯なら申し分ありません。

便秘対策で見逃されがちなのが脂肪の摂取を控えることです。第2章で出てきたように、脂肪の消化には手間がかかるため、そのあいだは胃の蠕動が弱くなります。これによって食べものの滞在時間が長くなってしまいます。

ときどき、便秘を改善しようとして、スプーンで油を飲む人がいるようです。「便がよくすべるように」というのですが、大腸の腸腺からは便のすべりをよくするために粘液がちゃんと分泌されています。健康な人であれば、わざわざ油を飲む必要はないでしょう。

もう一つ、「便秘を解消したいなら朝食を抜いてはいけません」と聞くことがありますね。この意味は、規則正しい生活を通じて自律神経を整えて、お通じのリズムを作りましょうということです。

言い換えると、起床と就寝、食事の時間が決まってさえいればよいので、**朝食をどうしても食べなければいけないわけではありません**。時間に追われ、イライラして交感神経の働きが高まった状態で朝食を詰め込むくらいなら、無理に食べずに、夕食後にトイレに行く習慣にしたってよいのです。

そして、**夜はぬるめのお風呂につかってのんびりしましょう**。副交感神経の働きを高めてリラックスできるので、便秘のタイプをとわず取り入れたい習慣です。

下痢のときには常温かぬるめの水をゆっくりと

下痢になると、こんな状態が続けば栄養不足になるとか、体が弱ると心配して、すぐに下痢止めを飲む人がいます。しかし、下痢は本来、細菌、ウイルスなどの有害なもの、体の負担となるものを追い出すための反応です。下痢止めを使うのはやむを得ない場合にとどめ、水分を摂取しながら2、3日静かに過ごしましょう。

下痢のときは腸で水分を十分吸収できなくなるため、トイレから出たら水をコップ1〜2杯、ゆっくり少しずつ飲んでください。水を飲むと下痢がひどくなるのではないかと不安がる人がいますが、よほど飲み過ぎなければ問題ありません。冷たい飲みものは腸の粘膜の刺激になるので、夏は常温で、冬は少し温めます。

細菌やウイルス感染などを原因とする重い下痢でない限り、わざわざスポーツ飲料を飲む必要はないと思います。

消化の負担となる脂肪と食物繊維の多い食品、唐辛子をはじめとするスパイスとアルコール、カフェインなどの刺激の強い食品、そして、普段から自分には合わないと感じる食品は、お腹の状態が落ち着くまで避けるほうがよいでしょう。また、タバコに含まれるニコチンには便をやわらかくして下痢を起こす性質があります。

下痢は腸の病気や食中毒でも起きるため、下痢が3日以上続いているとか、便に血が混じっている、吐き気や発熱がある、同じものを食べた人がやはり下痢を起こしているなどの場合は、すぐに病院を受診してください。

下痢と便秘に運動やストレッチが効く

過敏性腸症候群の人を対象とする研究からは、**ややきつめの運動を週に3～5回続けると、下痢、便秘、腹痛などの症状が軽くなる**と報告されています。過敏性腸症候群でなくても、お腹が弱いとか、お通じがどうも遅れがちだと感じている人にも運動は有効です。

ここでも、ポイントは「心地よく感じる」ことなので、激しい筋力トレーニングより、**副交感神経の働きを高める有酸素運動**のほうが効果があります。有酸素運動とは酸素を取り入れながらじっくり行う運動のことで、歩く、走る、自転車をこぐ、泳ぐなどが代表です。全身を使うストレッチやラジオ体操もよいでしょう。

細切れでもかまわないので、一日に合計30分以上行ってください。駅や会社、ショッピングセンターでは必ず階段を使う、バスに乗っているのを自転車に代えるだけでも大きな違いが生まれます。

心のトゲをどう抜くか

機能性ディスペプシアに代表される機能性消化管障害の多くが心身症と考えられます。通常の内科での治療がはかばかしくないとか、いったんおさまっても症状を繰り返す場合は、心療内科で相談してみるとよいでしょう。

それとは別に、生活のなかで心がけることはあるでしょうか？

心身症を起こすのはストレスなので、心に刺さったストレスのトゲを抜いてしまえればよいのです。思い切って誰かに相談することで問題を解決できるかもしれません。少しお金はかかっても、仕事の一部を外注に出すのもよいアイデアです。

問題は、簡単に追い払えるストレスばかりではないことです。気むずかしい上司をクビにするなんてできませんし、お弁当作りが面倒でも、子どもの学校の決まりとなれば投げ出すわけにもいきません。人の頭の中や、人が作ったルールを変えることはできないからです。

そこで次の手段です。「他人と過去は変えられないが、自分と未来は変えられる」という言葉があります。ストレス自体はそこにあっても、**自分のとらえかたを変えることで、ストレスを手放す**ことができます。

小言ばかり言われるなら、仕事は最低限だけやって帰りましょう。お弁当は冷蔵庫の整理がてら、あるものだけで簡単に作ります。残りのエネルギーはほっと息抜きできることに使いませんか。人生は長期戦です。何もかも90点を目指す必要はなく、これは苦手だな、と思ったら、とりあえず合格できる60点だけ取ればよいのです。

とくに身近な人との関係では、**人は人、自分は自分と割り切る**ことも重要です。「私が頑張らなければ」と考えて、他人の分まで仕事を引き受けたって、たいして感謝もされず、結局は相手のためにも自分のためにもなりません。

また、よかれと思って、相手にあれこれ口出しする関係は対等なものとはいえませんね。人を変えようとするのではなく、自分が変わり、自分で自分を幸せにすることを考えるべきなのです。

さて、イライラしたらジョギングに行くとか、夫とケンカすると掃除機を引っ張り出して、家じゅうかけて回るという人がいます。夢中で体を動かしていると小さなことはどうでもよく思えてくるそうです。

心の問題が体の不調となってあらわれてくることからわかるように、**心と体は想像以上に深く結びついています**。体が軽ければ、何か失敗しても未来に目を向けることが難しくありませんが、その逆に体が疲れていると気持ちに余裕がなくなって、ささいなことを必要以上に深刻に受け止めてしまいがちです。

ストレスを感じたら生活をかえりみて、寝不足だと思えばさっさと寝てしまいましょう。**体力が回復するだけで、問題が小さく思えてくる**可能性があります。

いつでもどこでもできるリラックス法

心と体をリラックスさせる技術としては自律訓練法が知られています。体の力を抜き、手足の重さや温かさを感じて、楽に息をするなどの練習を段階的に行うものです。

これとは別に、もう少し気軽に、いつでもどこでも行えるのが**筋弛緩法**《きんしかんほう》です。名前は固いのですが、自律神経の働きを整えて心と体の緊張をほぐすことができます。手順は簡単

図24　筋弛緩法のやりかた

筋弛緩法は、約100年前にアメリカの精神科医ジェイコブソンが開発し、少しずつ形を変えながら現在も活用されています。力を抜くことで心と体の状態がどれほど変わるか、自覚することに意味があります。

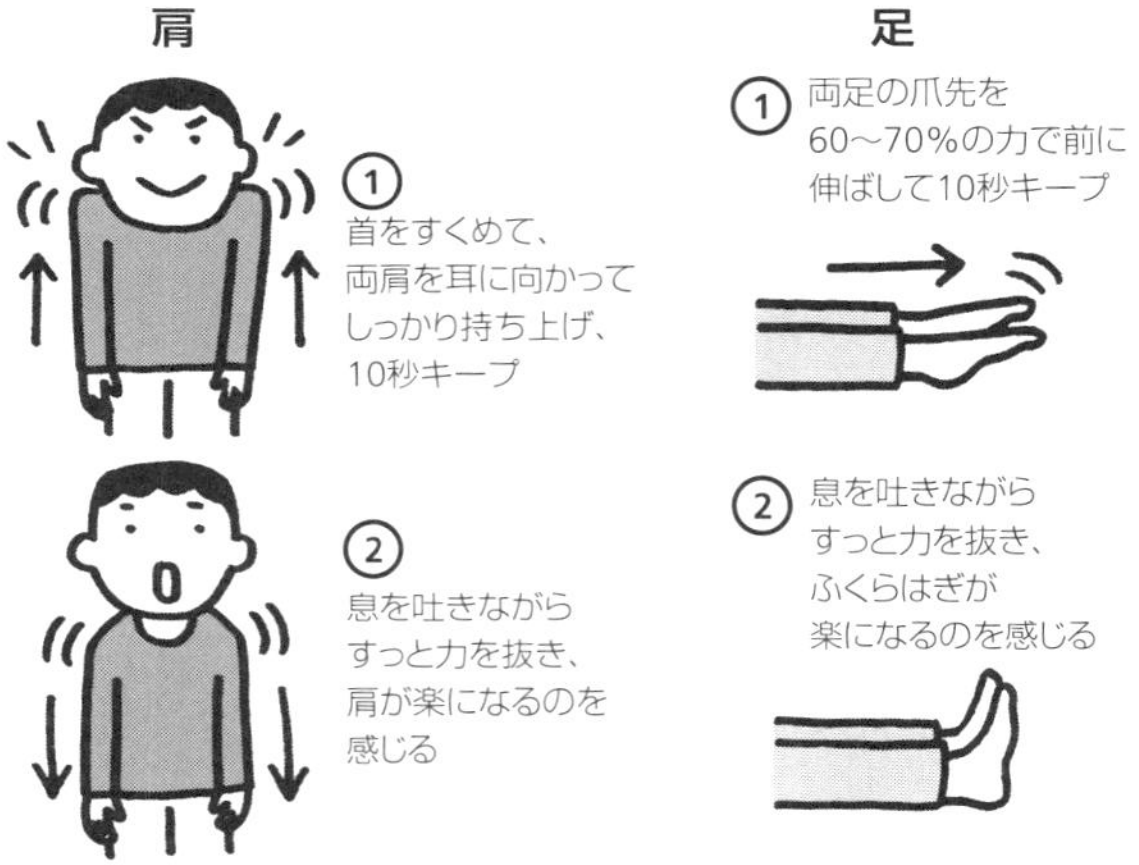

で、顔、首、肩、腕、足などの順で筋肉に力を入れて10秒たもち、息を吐きながら、すっと脱力するのを繰り返すだけです。

論より証拠、ここでちょっとやってみましょう。首をすくめるように両肩を耳に向かってぐっと上げて、60〜70パーセントの力をこめます。筋肉が固くなっているのを感じましょう。

そのまま10秒くらい我慢したのち、息を吐きながら、すっと力を抜いてください。このとき目の前にテーブルがあればテーブルに、なければ自分の膝にそっと手を置くとよいでしょう。そのままの状態で、肩とその周辺がゆるんで温かくなるのを15〜20秒しっかり味わいます。普段、自分の体にムダな力が入っていることを痛感するはずです。

大きく伸びをしてリラックスするのとしくみは同じですが、筋弛緩法は慣れれば**会議中でも電車の中でも、目立たないように実施できます**。体の疲れをほぐすのにも役立つので、心身症や機能性消化管障害がない人もおぼえておいて損はありません。

図24に肩と足の筋弛緩法のやりかたをイラストで示しました。大切なのは、力が抜けたときの楽な感じをじっくり味わうことです。何度も試してみて、もっとも効果的な力の入れ加減や、入れる場所、持続時間を見つけてください。寝る前、または起床時にベッドで実施することもできます。

管のために生活リズムの乱れを正す

さて、自律神経のバランスを乱すのはストレスだけではありません。もう一つの大きな原因が**生活リズムの乱れ**です。自律神経のうち交感神経は元気に活動するための神経で、おもに昼間に働きます。これに対して副交感神経はリラックスをもたらし、活動のためのエネルギーをたくわえる神経です。夜になると交感神経に代わって優勢になります。

健康な人では二つの神経の働きがスムーズに切り替わり、生活リズムに合わせて一日24時間、最適な形で生体活動をいとなめるようになっています。

では、平日は夜ふかしして休日に寝だめしたり、日によって食事の時間がばらばらだったりすると、どんなことが起きるでしょうか？

交感神経と副交感神経は任務の交代時間がわからなくなって混乱し、てんでばらばらに働くようになります。こうなると、せっかく寝ようと思っても目がさえて眠れません。朝は起きられず、頭痛がする、めまいがするなど、多種多様な症状があらわれます。

こんなことになるのは、**自律神経が消化管だけでなく、多くの臓器の働きを調節しているからです。**１３７ページの図16をもう一度見てください。

病気の発生に心の問題がからんでいるとなれば、先に述べたように、ものの見かたや心の持ちようをがらりと変える必要があるでしょう。けれども、これは心のクセというべきものなので、修正するにはある程度の時間が必要です。

これに対して**生活習慣は、その気になればすぐ変えることができます。**

当たり前のこと、できていますか？

基本は、起床時間と就寝時間が平日と休日で大きくズレないようにすることです。こうすれば、決まった時間になると、交感神経と副交感神経のスイッチが自動的に切り替わるようになります。

ときどき、「目覚めたらカーテンをあけて朝日を浴びると、交感神経が活発に働き始めます」と書いてあるのを見かけますが、**朝、強めのシャワーを浴びる**ことでも、皮膚に当たる湯の刺激で交感神経のスイッチがオンになります。

起きているあいだは有酸素運動を心がけ、食事の時間もできるだけそろえて、腹八分目で箸を置いてください。夜になったら、毎晩お風呂でぬるめのお湯にゆっくりつかります。副交感神経のスイッチがおだやかに入り、お風呂上がりに体温が下がるにつれて、完全に副交感神経に切り替わります。シャワーでは同じ効果は得られません。

お風呂から上がったら、**パソコンやテレビなどの明るい画面を見るのは禁物**です。

最近はスマートフォンなどに夜間モードなどの名前で、画面が暗くなって、ブルーライトといわれる青色系の光を弱める機能がついているようです。日本人は欧米の白人と違って色素の多いこげ茶色の目をしているため、ブルーライトの心配は少ないと思いますが、問題は明るさです。**夜間モードを使う**に越したことはないと思います。

しかし、画面がどんなに暗くても、夜ふけに文字や映像を目で追う行為は脳を覚醒させ、自律神経を乱し、胃腸を苦しめます。眠りかけている交感神経を刺激しないよう、画面をオフにして布団に入りましょう。

自律神経を整えるための生活習慣は、拍子抜けするほど普通のことばかりです。しかし、一日も早く胃腸を強くしたいと願いながら、**言い古された健康的な生活を実際に送れているる人がどれだけいるでしょうか**。病院を転々とし、健康食品をどんなに試しても、生活習慣を変えない限りは、消化管の不調が消え去ることはないでしょう。

便潜血検査は役に立たない?

「大腸がんの早期発見には便の検査は役に立たない」という人がいます。便潜血が陽性になるころには、がんが相当進行しているというのですが、これまた間違いですね。

胃がんのところで参照した国立がん研究センターのガイドラインは、「便潜血検査には死亡率を下げる効果を示す十分な証拠がある」として、**大腸がん検診として強く推奨する**と述べています。実際に、便潜血が陽性だったことで詳しい検査を受けて、ポリープが見つかり、その場で取ってもらったという話はよく耳にします。

便潜血検査には、違う日に1回ずつ、2回便を取る方式と、1回だけ取る方式がありま す。潜血とは「血液がひそんでいる」という意味で、肉眼ではわからない、ごく微量の出血のことです。大腸がんがあっても、つねに出血するわけではないため、2回調べる方式のほうが精度が高くなります。

また、便にまんべんなく血液が混ざるとは限らず、便を採取した場所によっては血液を検出できないこともあります。1回でも陽性だったら、**もう1回が陰性だったとしても、すみやかに詳しい検査を受けるべき**でしょう。

便潜血検査ががんの手がかりをつかまえるための検査なら、大腸内視鏡検査は確実に見つけるための検査です。けれども、大腸内視鏡検査では、検査の前に食事を制限したり、大量の下剤を使って腸をきれいにしたりするため、体への負担が少なくありません。

検査の際も人によっては痛みがあり、ごくまれに大腸の粘膜を傷つけて壁に穴があくなどのトラブルが起こります。過剰に怖がる必要はないとはいえ、納得できるまで医師の説明を聞いてから検査を受けてください。

この他に腫瘍マーカー検査というのもあります。血液検査でがんを発見できれば手間いらずですが、検査の正確さはどうでしょうか。

がんのなかには決まった物質を作るものがあり、その物質の濃度を血液検査で調べることで、がんの状態を推測できることがあります。こういう物質を腫瘍マーカーと呼んでいて、大腸がんではCEA、CA19－9などが腫瘍マーカーとして知られています。

しかし、これらの腫瘍マーカーは、手術のあとで再発していないか調べたり、抗がん剤の効果を判定したりするには役立つものの、これだけで、がんがあるかないか判断することはできません。やはり**便潜血検査か、最初から大腸内視鏡検査を受けるのが確実です。**

肛門

痔は生活習慣病

痔にはいくつか種類があって、このうち、いぼのような腫れものができる「いぼ痔」と、肛門のすぐ奥に亀裂が入る「切れ痔」の二つは、体質的ななりやすさに加えて生活習慣の影響が大きいことが知られています。

アルコールには血液の流れを増やす作用があるので、お酒を飲むと肛門の周囲に血液が集まって、出血や腫れがひどくなります。同じ作用はタバコ、そして唐辛子などの刺激物にもあります。

お腹を壊すと、アルカリ性の膵液、胆汁、腸液などが一緒に出てくるため、肛門の粘膜がさらに荒れて、しみるように痛みます。下痢を招くおそれがある飲酒と喫煙、そしてカフェインを含む飲料は、調子が悪いときだけでも避けるべきでしょう。

この他に、机に向かう仕事や車の運転を長時間続けたり、重いものを持ち運んだりすることも、**血のめぐりを悪くして、痔の発生と悪化につながります**。

153ページの図18に示すように、痔による痛みや出血がある人は人口1000人あたり男性が7・9人、女性が5・6人でした。男性のほうが発症率が高いのは、会社でデスクワークについていて、仕事が終われば酒を飲む人が多いからかもしれません。

座りっぱなしで作業するときは、**1時間おきに立ち上がって数分間歩きましょう**。会社ならコピーを取るとか、飲みものを買いに行くだけでも違います。運転の仕事であれば車を停めて外に出て、簡単な体操をするとよいでしょう。**夜はゆっくり入浴すると**、血のめぐりがよくなります。

無理に出そうとして力を入れるのは痔の大敵なので、トイレに行きたいと感じたら、ぐずぐずしてはいけません。大腸の強い蠕動は一日に3～4回起こります。**行きたくなった**

らタイミングを逃さず、5分以内にトイレで座るようすすめる専門家もいます。

使い過ぎないで、トイレの温水洗浄

すっきりしたら出口のまわりを清潔にしましょう。近年は温水洗浄が普及しているので便利ですが、使い過ぎると痔の症状を逆に悪化させることがあります。

繰り返し手を洗うと、肌を守る油分が失われ、手ががさがさになりますね。おしりの皮膚も同じです。**長い時間温水を当てることで皮膚が乾燥**し、かゆみが強くなったり、ひどい場合はただれてしまったりするおそれがあります。

清潔にしようとするあまり、一回のお通じで何度も洗うのはやめてください。トイレから出る前に一回、ぬるめの温度でやわらかく洗えば十分です。

さて、痔がある人は、健康診断で便潜血が陽性だったときに、「痔のせいだろう」と考えて、再検査をさぼってしまいがちです。内視鏡のチューブが患部をこすりながら入っていくなんて、考えただけで痛そうだという気持ちもあるでしょう。

けれども、近年、大腸がんは日本人が発症するがんの第1位で、痔があろうとなかろうと、おかまいなしに発生します。**かりに大腸がんが見つかっても、早期であれば内視鏡で**

簡単に取れる可能性が高いのですから、早く受診するほうがよいのは明らかです。

痔があると伝えておけば配慮してもらえますし、出口のまわりに痛み止めの薬をぬるため、楽に終わることが多いようです。痛がっているのに、無理に検査を続けることはありえないので心配しないでください。

入口から出口まで消化管をくぐり抜ける長い旅を終えて、小さなドローンが手元に戻ってきました。消化管は生存のためのエネルギーを毎日確保するために、消化と吸収を精力的に続けています。暴飲暴食にも文句をいわず、どうしてもとなれば嘔吐か下痢をして体への負担を減らし、外敵との戦いの舞台となり、全身の免疫機能の司令塔の役割を果たすなど、すべての作業を自分で判断しながら進めています。

その一方で、消化管は自律神経を介して人の心とも結びついていました。私たちがストレスに押しつぶされると管も泣き、私たちがやすらぐと管も笑います。人にやさしい生活は管にやさしい生活です。体と心を整え、管をいたわることで、もっと健康になりたいものです。

おわりに

本書を読み終えて、人の体の管がじつによくできていて、じつに繊細なのに驚かれたと思います。その一方で、消化管をはじめとする口のあいた管には有害物質が日夜侵入し、生活習慣のゆがみが管を苦しめ、目に見えない心の問題も管に深い傷を負わせます。それでも弱音を吐くことなく、黙って仕事を続ける管の姿は私たち自身を見るようです。

体のしくみを管の視点からながめると、管が、脳と体と心を結ぶ巨大なネットワークに完全に組み込まれていることがわかります。胃腸だけを強くすることはできませんし、胃腸の健康なくして体と心の健康は得られません。積もり積もった問題が重い症状を引き起こすのを防ぐため、本書を消化管の取扱説明書、トリセツとして活用してください。

本書の刊行にあたっては、幻冬舎編集部の小林駿介さん、前田香織さん、私のエージェントである栂井理恵さんはじめ、多くの皆様からご助言とご支援をたまわりました。心より御礼申し上げます。

参考文献

・「加齢と消化・吸収」宮坂ら、『化学と生物』Vol. 37, No. 6, 1999
・『図解内臓の進化』岩堀修明(講談社ブルーバックス)
・胃食道逆流症には禁煙治療が有効である
"Long-Term Benefits of Smoking Cessation on Gastroesophageal Reflux Disease and Health-Related Quality of Life.", Kohata *et al., PLOS ONE* 11 (2) e0147860.
・ピロリ菌感染とNSAIDs内服による消化性潰瘍出血リスク
"Peptic Ulcer Bleeding Risk. The Role of Helicobacter Pylori Infection in NSAID/Low-Dose Aspirin Users.", C. Sostres *et al., Am. J. Gastroenterol.* 2015 May;110 (5)
・十二指腸潰瘍の人は胃がんになりにくい
"A genome-wide association study identifies two susceptibility loci for duodenal ulcer in the Japanese population.", Tanikawa *et al., Nature Genetics* Vol. 44, 2012
・内視鏡による胃がん検診は前回から3年以内に受けるとよい
"A community-based, case-control study evaluating mortality reduction from gastric cancer by endoscopic screening in Japan.", Hamashima *et al., PLOS ONE* 8 (11): e79088.
・「がん検診ガイドライン推奨のまとめ」国立がん研究センター社会と健康研究センター検診研究部検診評価研究室
http://canscreen.ncc.go.jp/guideline/matome.html
・「腸内細菌と臨床医学」、『医学のあゆみ』Vol. 264, No. 1, 2018
・腸内細菌が作る物質が制御性T細胞への分化誘導の鍵を握る
"Commensal microbe-derived butyrate induces colonic regulatory T cells.", Furusawa *et al., Nature* 10.1038/nature12721. 2013
・「ストレスと脳腸相関の法則を探る」福土、『心身医学』Vol. 57 No. 4. 2017
・「リラクセーション法」富岡、『心身医学』Vol. 57 No. 10. 2017

著者略歴

奥田昌子《おくだまさこ》

京都大学大学院医学研究科修了。

内科医。京都大学博士(医学)。愛知県出身。博士課程にて基礎研究に従事。

生命とは何か、健康とは何か考えるなかで予防医学の理念にひかれ、

健診ならびに人間ドック実施機関で二十万人以上の診察にあたる。

大手化学メーカー産業医を兼務。

著書に『内臓脂肪を最速で落とす』(幻冬舎新書)、

『欧米人とはこんなに違った 日本人の「体質」』(講談社ブルーバックス)、

『実はこんなに間違っていた! 日本人の健康法』(大和書房)、

『「日本人の体質」研究でわかった 長寿の習慣』(青春新書インテリジェンス)などがある。

幻冬舎新書 541

胃腸を最速で強くする
体内の管から考える日本人の健康

二〇一九年 三 月三十日 第一刷発行
二〇一九年十一月二十日 第四刷発行

著者 奥田昌子
発行人 見城 徹
編集人 志儀保博

発行所 株式会社 幻冬舎
〒一五一-〇〇五一 東京都渋谷区千駄ヶ谷四-九-七
電話 〇三-五四一一-六二一一(編集)
〇三-五四一一-六二二二(営業)
振替 〇〇一二〇-八-七六七六四三

ブックデザイン 鈴木成一デザイン室
印刷・製本所 株式会社 光邦

GENTOSHA

Printed in Japan ISBN978-4-344-98542-1 C0295
お-25-2